KB091023

그림으로 이해하는 인체 이야기

당뇨병 · 대사 · 내분비의 구조

오다와라 마사토 감수 / 김병준 감역 / 김선숙 옮김

BM (주)도서출판 성안당

전 세계가 코로나19 팬데믹을 겪으면서 전염병과 건강에 대한 관심이 한층 높아졌다. 반면 사람들의 생활 습관에는 많은 변화가 생겼다. 재택 근무나 외출 자제 등으로 신체 활동이 줄어들고, 집에 머무는 시간이 늘어나면서 간식이나 알코올 섭취 증가로 이어져 당뇨병과 이상지질혈증, 고요산혈증, 고혈압 같은 생활 습관병이 악화되는 사람들이 많다. 생활 습관의 변화가 단기간에 생활 습관병에 큰 영향을 미친 것이다. 이는 건강 관리에 생활 습관이 얼마나 중요한지를 보여주는 좋은 사례라고 할 수 있다.

당뇨병 환자 수는 전 세계적으로 증가하고 있다. 당뇨병과 그 예비군에 해당하는 일본인만 해도 2,000만 명이나 된다는 보고가 있다. 최근 생활 습관병에 대한 의식이 향상되면서 질병에 대한 올바른 정보를 찾는 사람들이 점점 늘고 있지만, 정확하지 않거나 잘못된 정보에 속아 오히려 질병만 키우는 사람들도 많은 것이 현실이다.

이 책은 당뇨병이나 이상지질혈증, 고요산혈증과 같은 대표적인 생활 습관병뿐 아니라 호르몬과 관련된 내분비 질환과 대사·내분비와 관련된 질환에 대해 올바른 지식을 가능한 한 알기 쉽게 설명해주기 위한 목적으로 기획되었다.

여러분들이 이해하기 쉽도록 일부러 자세한 것을 생략한 부분도 있지만, 가능한 한 정확한 지식을 쉽게 알 수 있도록 그림을 통해 설명했다. 생활 습관병이나 다양한 질환을 알고 치료하는 데 참고가 되었으면 좋겠다.

산노병원 내과 부장, 국제의료복지대학 교수 / 도쿄의과대학 특임교수

오다와라 마사토

3장 대사장애 83

4장 내분비와 구조 ———————————————— 151

이 책을 보는 방법

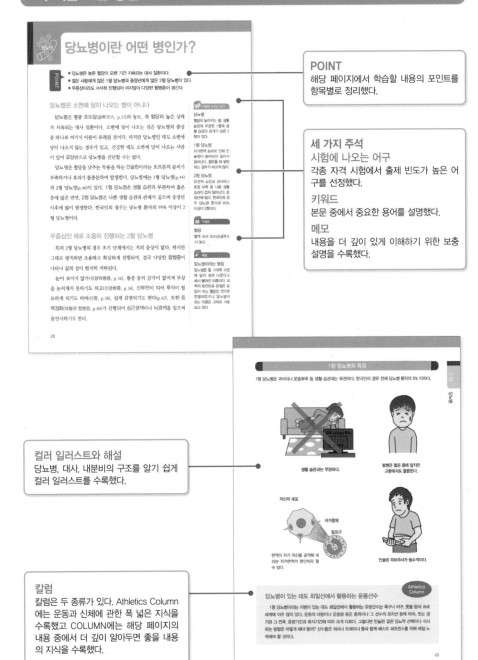

당뇨병이란 어떤 병인가?

POINT
- 당뇨병은 높은 혈당이 오랜 기간 지속되는 대사 질환이다.
- 젊은 사람에게 많은 1형 당뇨병과 중장년에게 많은 2형 당뇨병이 있다.
- 무증상이라도 서서히 진행되어 마지막에 다양한 합병증이 생긴다.

POINT
해당 페이지에서 학습할 내용의 포인트를 항목별로 정리했다.

세 가지 주석
시험에 나오는 어구
각종 자격 시험에서 출제 빈도가 높은 어구를 선정했다.

키워드
본문 중에서 중요한 용어를 설명했다.

메모
내용을 더 깊이 있게 이해하기 위한 보충 설명을 수록했다.

컬러 일러스트와 해설
당뇨병, 대사, 내분비의 구조를 알기 쉽게 컬러 일러스트를 수록했다.

칼럼
칼럼은 두 종류가 있다. Athletics Column 에는 운동과 신체에 관한 폭 넓은 지식을 수록했고 COLUMN에는 해당 페이지의 내용 중에서 더 깊이 알아두면 좋을 내용의 지식을 수록했다.

1장

물질대사와
호르몬의 기능

물질대사란 무엇인가 ?

POINT

- 물질대사는 생명을 유지하기 위해 생명체에서 일어나는 모든 화학 반응이다.
- 물질대사 중 분자를 작게 만드는 반응을 이화라고 한다.
- 물질대사 중 분자를 크게 만드는 반응을 동화라고 한다.

물질대사란 무엇인가

이 책의 중심이 되는 주제는 물질대사이다. 물질대사란 생물이 섭취한 물질을 체내에서 분해하거나 합성하는 다양한 화학 작용을 말하며, 이러한 작용은 크게 이화와 동화로 나눌 수 있다.

이화는 분자를 작게 만들어 나가는 작용으로 세포 내에서 영양소를 태워 활동에 필요한 에너지를 추출한다. 한편 동화는 분자를 크게 만드는 작용으로, 흡수된 영양소를 재료로 몸에 필요한 물질을 합성하거나 영양소를 저장하는 데 적합한 형태로 합성한다. 필요한 영양소나 물질대사의 구조는 제각기 다르지만, 어떤 생물이라 하더라도 어떤 식으로든 물질대사를 하며 살아간다.

흡수한 영양소를 사용하여 대사한다

사람의 경우 영양소의 섭취와 소화·흡수를 담당하는 기관은 위장이나 간, 췌장과 같은 소화기이다. 섭취한 음식은 위와 장을 지나는 동안 침샘이나 위장, 췌장에서 분비되는 다양한 소화효소에 의해 소화되고 소장에서 흡수된다. 흡수된 영양소는 간으로 보내어진다. 흡수된 영양소를 재료로 간과 근육, 지방조직을 비롯해 온몸의 세포에서 물질대사가 이루어진다. 에너지원이 되는 영양소를 연소하여(이화) 에너지를 방출하는 것이다.

간과 근육, 지방조직 등에서는 당질이나 지질을 큰 분자 물질로 합성(동화)하여 저장한다. 또한 간 등에서는 몸의 구조 성분이나 면역 물질이 되는 단백질을 합성(동화)해 온몸으로 보낸다.

시험에 나오는 어구

물질대사
생명을 유지하기 위해 생명체에서 일어나는 모든 화학 반응. 물질대사는 이화와 동화로 나누어진다. 신진대사 혹은 대사라고도 한다.

이화
분자를 작게 만드는 반응. 글루코스(p.12) 등을 분해해 에너지로 전환하는 반응 등이 이화에 해당한다.

동화
분자를 크게 만드는 반응. 간이나 근육 등에 저장하기 위해 많은 글루코스를 글리코겐으로 만드는 반응 등이 동화에 해당한다.

키워드

소화기
먹거나 마신 것을 소화하고 흡수하기 위해 일하는 장기·기관을 말한다. 입에서 항문에 이르는 소화관과 간, 췌장, 담낭이 이에 속한다.

물질대사의 대략적인 구조

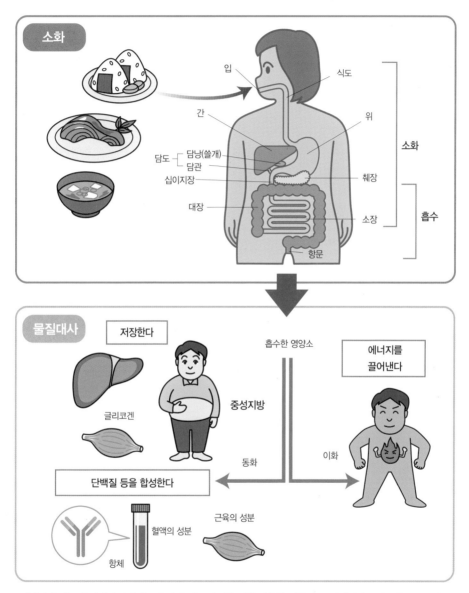

소화

입
식도
간
위
담도 ┌ 담낭(쓸개)
     └ 담관
십이지장
췌장
대장
소장
항문

소화

흡수

물질대사

저장한다

흡수한 영양소

에너지를
끌어낸다

글리코겐

중성지방

단백질 등을 합성한다

동화

이화

항체

혈액의 성분

근육의 성분

물질대사란 생물이 살아가기 위해 몸속에서 하는 다양한 화학 반응을 말한다. 소화기에서 소화·흡수된 영양소를
사용하여 단백질이나 핵산을 합성하기도 하고, 큰 분자로 만들어 저장하기도 하며(동화), 분해하여 에너지로 전환
하기도 한다(이화).

영양소의 종류와 작용

POINT

- 당질, 단백질, 지질을 3대 영양소라고 한다.
- 3대 영양소는 물질대사를 통해 에너지원이 된다.
- 어떤 종류의 비타민이나 미네랄은 물질대사를 돕는다.

에너지원이 되는 3대 영양소

사람의 생명 활동에 필요한 영양소 중 활동의 에너지원이며 필요량이 많은 당질, 단백질, 지질을 3대 영양소라고 한다. 당질은 밥이나 빵, 고구마류 등에 많이 힘유되어 있으며 전분, 실탕(쇼당), 포도당(글루코스), 과당(프럭토스) 같은 물질이 있다. 에너지원으로 가장 이용하기 쉽고 항상 전신의 세포에서 연소되는 한편, 필요할 때 꺼낼 수 있도록 간이나 근육에 글리코겐 형태로 저장되며, 나머지 부분은 지방으로 변환해 저장된다.

단백질은 근육의 구성 성분으로 혈장 단백질이나 효소, 면역 물질(항체)이 되기도 하며 에너지원으로 이용되기도 한다.

우수한 에너지원이며 칼로리가 높은 지질은 세포막이나 호르몬 등의 성분이 되기도 한다.

물질대사를 돕는 비타민과 미네랄

비타민이란 몸에 필요한 영양소 중 3대 영양소 이외의 유기화합물을 말하는 것으로, 몸에 필요한 양은 3대 영양소에 비해 미량이다. 체내에서 합성이 되지 않기 때문에 음식으로 섭취해야 한다. 비타민은 체내에서 이루어지는 다양한 물질대사를 돕는다.

미네랄이란 몸에 필요한 영양소 중 탄소, 산소, 질소 이외의 것을 말하는 것으로 무기질이라고도 한다. 몸의 구성 성분이 될 뿐 아니라 체액의 삼투압과 pH를 조절하고 다양한 물질대사를 하는 효소의 작용에도 관여한다.

시험에 나오는 어구

3대 영양소
당질, 단백질, 지질을 3대 영양소라고 한다. 에너지원이 되는 영양소로 섭취해야 할 양이 많다.

키워드

글리코겐
포도당(글루코스)이 많이 연결된 것. 간과 근육 등에서는 당질을 글리코겐 형태로 저장한다.

혈장 단백질
혈액의 액체 성분인 혈장에 녹아 있는 단백질로 알부민이 대부분을 차지한다. 혈장의 삼투압을 유지하는 등의 역할을 한다.

삼투압
농도가 다른 액체가 반투막을 사이에 두고 있을 때, 양쪽을 같은 농도로 만들기 위해 농도가 낮은 쪽에서 높은 쪽으로 이동할 때 생기는 압력을 말한다.

식이섬유를 포함한 6대 영양소
3대 영양소에 비타민과 미네랄을 더해 5대 영양소라 하고, 5대 영양소에 식이섬유를 더해 6대 영양소라고 한다.

영양소와 그 작용

사람에게 필요한 영양소에는 당질, 단백질, 지질, 비타민, 미네랄이 있다. 이 영양소 중 에너지원이 되고 섭취량이 많은 당질, 단백질, 지질을 3대 영양소라고 하고, 3대 영양소에 필수 영양소인 비타민과 미네랄을 더해 5대 영양소라고 한다.

3대 영양소

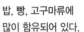 당질

밥, 빵, 고구마류에
많이 함유되어 있다.

- 탄수화물과 거의 같은 말로 사용하기도 한다.
- 가장 이용하기 쉬운 에너지원이다.
- 포도당 같은 단당류까지 소화하여 흡수한다.
- 글리코겐으로 만들어 저장한다.

단백질

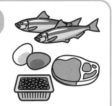

고기, 생선, 달걀,
콩 등에 많이
함유되어 있다.

- 여러 개의 아미노산으로 이루어진 물질이다.
- 에너지원이며, 근육이나 피부 등 몸의 구조,
  혈장 단백질, 항체, 효소 등의 성분이다.
- 아미노산 혹은 아미노산이 2개 연결된 물질
  로 흡수된다.

지질

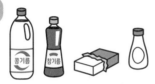

식물성 기름, 버터, 고기, 생선 기름 등

- 중성지방(고기의 지방 등), 콜레스테롤 등의
  종류가 있다.
- 고칼로리이며 에너지원으로 우수하다.
- 세포막이나 스테로이드 호르몬의 성분이다.

비타민

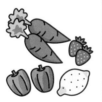

비타민은 A, B군,
C, D, E 등이 있으며,
수용성과 지용성으로
나뉜다.

- 물질대사를 하는 효소를 돕는 보효소(조효소)로
  서 작용한다.

미네랄

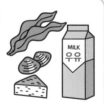

나트륨, 칼륨, 칼슘,
철, 마그네슘 등

- 뼈나 치아 등의 성분
- 체액의 삼투압이나 pH에 관여한다.
- 다양한 물질대사에 관여한다.

소화·흡수의 메커니즘

POINT

- 음식을 흡수할 수 있는 작은 분자로 만드는 것이 소화다.
- 위액이나 췌장에 있는 효소가 소화를 돕는다.
- 영양소는 소장의 흡수상피세포에서 흡수한다.

기계적 소화와 화학적 소화로 분자를 작게 만든다

우리가 먹는 음식은 대부분 체내에서 그대로 받아들이지 못한다. 따라서 흡수할 수 있도록 작은 분자로 분해해야 한다. 그 작용이 소화이다. 소화에는 씹기나 위장의 움직임으로 입자를 미세하게 만드는 **기계적(물리적) 소화**와 **소화효소**의 작용으로 분해하는 **화학적 소화**가 있다.

구강 내에서는 주로 기계적 소화가 이루어진다. 타액에도 **전분**의 소화효소가 들어 있지만 체류 시간이 짧아 화학적 소화가 잘되지 않는다. 그리고 삼킨 음식은 인두, 식도를 통해 위장으로 보내지게 된다. 음식은 위에서 잠시 머물며 위액에 들어 있는 강력한 산과 **단백질 분해 효소**에 의해 본격적인 화학적 소화가 시작된다.

췌액이 3대 영양소를 소화한다

위에서 걸쭉해진 것이 조금씩 **십이지장**으로 보내지면 췌장에서 분비한 **췌액**과 담낭에서 분비한 담즙이 보태진다. 특히 췌액에는 당질, 단백질, 지질 소화효소가 모두 함유되어 있어 음식이 십이지장에서 **소장**으로 진행하는 동안 내용물이 점점 소화되어 간다.

그렇게 소화가 진행된 영양소는 소장의 벽에 **빽빽**하게 늘어선 **흡수상피세포**에서 흡수된다. **흡수상피세포**로 흡수된 영양소는 대부분 세포 주위를 지나는 혈관으로 들어가고, 서서히 합류하는 혈관에 의해 간으로 전달된다. 또한 지질의 일부는 혈관이 아닌 **림프관**으로 들어가 최종적으로 쇄골 아래에서 정맥과 합류한다.

시험에 나오는 어구

기계적(물리적) 소화
물질의 화학적 성질은 변화시키지 않고 소화기관의 물리적인 운동으로 음식물을 잘게 부수거나 소화액과 잘 섞이도록 하는 작업.

화학적 소화
크기가 큰 영양소를 화학적으로 변화시켜 분자를 작게 분해하는 작업.

키워드

소장
위에 이어지는 십이지장과 그 뒤를 잇는 공장과 회장을 일컫는 말. 십이지장을 독립시켜 공장과 회장만을 말하는 경우도 있다.

림프관
혈관에서 나온 조직액을 모으는 관. 림프관 중간에는 림프절이 있다. 서서히 모여 좌우 쇄골 아래에서 정맥과 합류한다.

메모

흡수상피세포의 소화
흡수상피세포 표면에도 소화효소가 있는데, 이곳에서 당질과 단백질을 최종적으로 소화시킨다. 이것을 막소화라고 한다.

소화・흡수의 메커니즘

음식이 소장으로 가는 동안 기계적 소화와 화학적 소화를 하게 된다. 당질은 단당류로, 단백질은 아미노산(또는 아미노산이 2가닥 연결된 것)으로 분해되고, 지질은 지방산과 글리세롤 등으로 분해된 후 소장의 흡수상피세포에서 흡수된다.

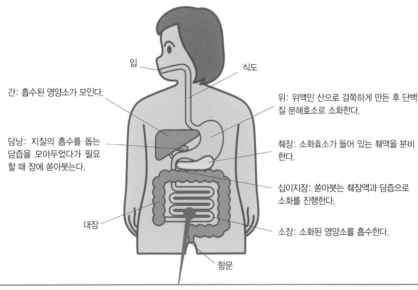

입

식도

간: 흡수된 영양소가 모인다.

위: 위액인 산으로 걸쭉하게 만든 후 단백질 분해효소로 소화한다.

담낭: 지질의 흡수를 돕는 담즙을 모아두었다가 필요할 때 장에 쏟아붓는다.

췌장: 소화효소가 들어 있는 췌액을 분비한다.

십이지장: 쏟아붓는 췌장액과 담즙으로 소화를 진행한다.

대장

소장: 소화된 영양소를 흡수한다.

항문

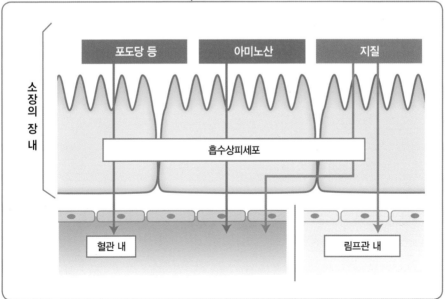

포도당 등

아미노산

지질

소장의 장 내

흡수상피세포

혈관 내

림프관 내

3대 영양소의 물질대사 구조

- 당질은 무산소인 해당계와 유산소인 TCA 회로에서 대사된다.
- 단백질과 지질도 대사산물이 TCA 회로에서 대사된다.
- 피루브산 등의 대사산물은 동화되어 당이나 지질이 된다.

당질은 해당계와 TCA 회로에서 에너지로 전환한다

몸의 에너지원이 되는 3대 영양소 중 가장 이용하기 쉬운 것은 당질이다. 당질은 **해당계**와 **TCA 회로**(구연산 회로)라는 2단계의 물질대사를 통해 에너지가 배출되고, 최종적으로는 물과 이산화탄소가 된다. 해당계는 산소를 사용하지 않고 당을 분해하는 과정으로 글루코스(포도당, p.12)를 **피루브산**으로 바꿔 에너지로 전환한다. 해당계로 만들어진 피루브산은 세포 내의 **미토콘드리아**에 있는 TCA 회로에 들어간다. TCA 회로는 산소를 사용하여 여러 단계의 화학 변화를 일으키는 과정에서 대부분 에너지로 전환된다.

3대 영양소는 서로 변환되어 대사된다

단백질은 아미노산이 많이 연결된 물질이다. 아미노산이 대사되는 과정에서도 피루브산이나 **아세틸 CoA**가 생기고, 이것을 TCA 회로에서 대사하여 에너지를 얻는다. 또 다른 분해 산물인 암모니아(독성)는 요소 회로에서 무독한 요소로 대사된다.

지질에는 다양한 물질이 있는데, 대표적인 것이 **중성지방**이다. 중성지방은 지방산과 **글리세롤**로 분해되고, 지방산은 대사되어 아세틸 CoA로, 글리세롤은 피루브산이 되어 TCA 회로로 들어간다.

이처럼 단백질과 지질도 이화작용을 거쳐 TCA 회로에서 대사된다. 그 반대로 피루브산과 아세틸 CoA는 동화되어 새롭게 당과 지질에 합성된다. 3대 영양소는 물질대사를 통해 서로 변환되는 것이다.

 시험에 나오는 어구

해당계
당의 대사 과정 중 산소를 사용하지 않는 과정을 해당계라고 한다. 포도당이 피루브산으로 대사될 때 에너지를 얻는다.

TCA 회로
구연산 회로라고도 한다. 피루브산은 산소를 사용한 몇 단계의 물질대사로 이산화탄소와 물로 분해한다. 그 과정에서 많은 에너지로 전환된다.

피루브산
피루브산(Pyruvic acid)은 유기 화합물로 카르본산의 일종이다. 생체 내에서 당의 산화로 생성한다.

미토콘드리아
세포 내의 소기관. 해당계와 TCA 회로를 가지며, 포도당이나 지방산을 대사하여 필요한 에너지를 얻는다.

아세틸 CoA
피루브산에 보효소가 결합해 생기는 유기 화합물.

 키워드

중성지방
식품 속 지질의 대부분이 중성지방이다. 고기의 비계 등이 대표적이며 글리세롤과 3개의 지방산으로 이루어져 있다.

3대 영양소의 물질대사

당질인 포도당은 우선 무산소인 해당계에서 물질대사가 진행되어 에너지로 전환되고, 이어 TCA 회로에서 산소를 사용해 물질대사가 일어나 많은 에너지로 전환된다. 아미노산은 피루브산이나 아세틸 CoA가 되어 TCA 회로에 들어간다. 지질인 중성지방은 글리세롤과 지방산으로 분해돼 해당계나 TCA 회로에 들어가 물질대사가 일어난다.

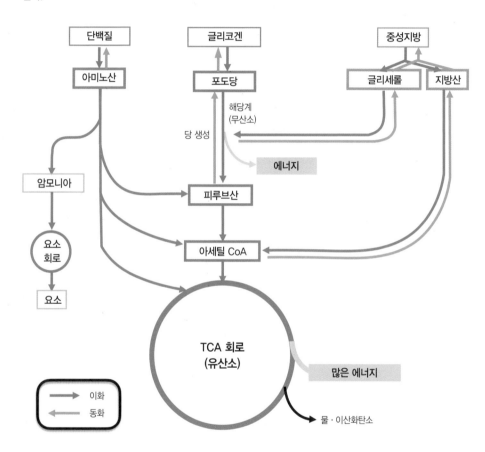

Athletics
Column

운동선수가 먹어야 할 음식

운동을 하면 근육 내의 글리코겐이나 혈중의 포도당, 유리지방산 등이 소비된다. 또한 물질대사와 관련된 비타민이 소모되고 땀을 흘리기 때문에 수분과 미네랄이 손실된다. 또한 근육의 조직이나 혈구도 손상된다. 이를 회복하기 위해서는 운동으로 잃어버린 영양소와 복구에 필요한 영양소를 적절히 섭취해야 한다.

물질대사에 이상이 생기면 어떻게 될까?

- 당뇨병은 대표적인 당 대사 이상이다.
- 선천적으로 당이나 단백질 분해효소가 없는 대사장애가 있다.
- 이상지질혈증도 물질대사 이상으로 생긴다.

당과 단백질의 대사장애

어떠한 원인으로 물질대사가 정상적으로 이루어지지 않게 되는 것을 **대사 이상** 혹은 대사장애라고 하는데, 대사에 이상이 생기면 몸에 다양한 장애나 질병이 나타난다. 이 책의 중심 주제가 되는 **당뇨병**은 대표적인 당 대사 이상이다. 당 대사 이상에는 선천적으로 어떤 종류의 당을 대사하는 효소가 없어 생기는 **갈락토스혈증**도 있다.

단백질 대사장애는 아미노산 물질대사에 필요한 효소 중 어떤것이 선천적으로 결핍되어 생기는 병이다. 만약 치료하지 않고 방치하면 지능장애 같은 심각한 증상이 나타난다. 또한 요소 회로의 효소 결핍으로 암모니아를 무독화하지 못해 의식장애를 일으키는 **요소 사이클 이상증**(p.148)도 있다.

대사증후군이나 이상지질혈증도 대사 이상

동맥경화의 악화 요인이 되는 **이상지질혈증**(p.90)은 중장년에 많은 지질 대사 이상이다. 과식이나 운동부족 등으로 이른바 **나쁜 콜레스테롤**이 혈관벽 속에 쌓여 혈관 내강이 좁아지고 그곳이 막히면 뇌경색이나 심근경색 같은 심각한 질병을 일으킬 수 있다.

비타민은 다양한 물질대사를 도와주므로 섭취량이 부족하거나 지나치게 많으면 물질대사에 이상이 생길 수 있다. 또한 미네랄 대사에 이상이 있어도 다양한 증상이 나타난다. 나이가 들면서 **뼈가 약해지는 골다공증**은 칼슘 섭취나 운동 등 **생활 습관**과 호르몬 분비 등으로 인해 **골대사**(뼈 대사)에 이상이 생겨 발생한다.

당 대사 이상
당질의 대사장애로 생기는 병을 통틀어 당 대사 이상이라고 한다. 당뇨병과 효소 결핍으로 생기는 선천성 질병 등이 있다.

이상지질혈증(고지혈증)
혈중 중성지방과 LDL 콜레스테롤(나쁜 콜레스테롤)이 높거나 HDL 콜레스테롤(좋은 콜레스테롤)이 낮은 상태. 동맥경화의 요인이 된다.

선천성 대사 이상 검사
선천성 대사 이상 검사(선천성 질환이 없는지 확인하는 혈액검사, p.144)을 통해 선천성 대사 이상 여부를 알아볼 수 있다. 효소 결핍 외에 갑상샘 등의 기능 저하증 등도 알아낼 수 있다. 이 검사에서 이상이 나타나면 적절한 치료를 시작해야 한다.

대사장애로 인해 생기는 질병

물질대사에 이상이 생기면 그에 따른 증상이나 병이 생긴다. 그 종류는 다양하지만, 대표적인 질병으로는 선천성 대사 이상, 당뇨병이나 이상지질혈증, 골다공증 등이 있다.

주로 중년과 노년에 일어나는 당·지질의 대사장애

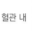
당뇨병

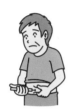

당뇨병에는 생활 습관과는 무관한 1형이 있고, 과식이나 운동부족 등의 나쁜 생활 습관과 관계가 깊은 2형이 있다. 당의 대사장애로 인해 혈당이 높은 상태가 계속되면 결국 혈관이나 신경이 손상된다.

이상지질혈증

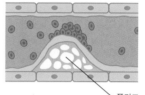

혈관 내

플라크

이상지질혈증은 지질 대사에 이상이 있어 혈중 나쁜 콜레스테롤이나 중성지방이 높은 경우, 혹은 좋은 콜레스테롤이 낮은 경우를 말한다. 식생활이나 운동부족과 관계가 깊으며, 동맥경화를 촉진한다.

선천성 대사 이상

선천적으로 영양소 분해효소가 없거나 결핍되어 물질대사에 이상이 생기고, 성장이 느리며, 지능장애가 생기는 병을 통틀어 말한다. 출생 시 선천성 대사 이상 검사를 하면 이런 질병을 발견할 수 있다.

선천성 대사 이상 검사(p.144)

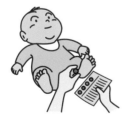

발견할 수 있는 주요 질환

- 갈락토스혈증
- 페닐케톤뇨증
- 메이플시럽 요증
- 메틸말론산혈증
- MCAD결손증 등

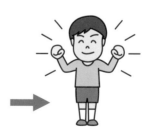

적절한 치료를 하면 건강하게 성장할 수 있다.

물질대사와 관계 깊은 내분비

- 호르몬은 대부분 물질대사 조절에 관여한다.
- 인슐린은 혈중 포도당 농도를 낮추는 호르몬이다.
- 갑상샘 호르몬은 전신의 물질대사를 높이는 작용을 한다.

물질대사와 관계가 깊은 내분비계

체내에서 이루어지는 물질대사 중에는 **호르몬**에 의해 조절되는 것이 있다. 의학 관련 서적이나 병원의 진료과 명칭에는 물질대사와 **내분비**(호르몬의 분비, p.152)가 한데 묶인 것을 흔히 볼 수 있는데, 이는 물실대사와 호르몬이 깊은 관계가 있기 때문이다.

대표적인 예가 당뇨병이다. 당뇨병(p.28~)은 **혈당**(혈중 글루코스 농도)을 낮추는 호르몬인 **인슐린** 분비나 작용이 부족해 **고혈당** 상태를 초래하는 질병이다. 인슐린은 혈당이 올라가면 췌장의 **랑게르한스섬**에서 분비돼 온몸의 세포에 혈중 **포도당**을 흡수하여 이용하도록 촉진한다. 이것이 부족하거나 작용이 저하되면 세포가 충분히 포도당을 흡수하지 못하기 때문에 혈당이 내려가지 않는다.

물질대사를 조절하는 갑상샘 호르몬

전신의 물질대사와 관련된 호르몬으로는 **갑상샘 호르몬**이 있다(p.170). 갑상샘 호르몬은 몸의 물질대사를 활발하게 하는 호르몬으로, 이 호르몬이 분비되면 혈당이 상승하고 온몸의 세포에서 에너지 생성이 촉진된다. 그 결과 심박수와 혈압이 올라가 몸이 액셀을 밟은 듯한 상태가 된다. 그러므로 호르몬이 지나치게 많이 분비되는 **갑상샘기능항진증**(p.172)의 경우는 안정을 취해도 전력 질주하는 상태가 되어 피로해진다. 4장에서 인슐린처럼 혈당을 조절하는 호르몬과 그 밖의 주요 호르몬에 대해서 정리했다.

시험에 나오는 어구

내분비
혈중에 호르몬을 분비하는 것이나 그 구조를 가리킨다. 호르몬을 만들어 분비하는 기관을 내분비 기관이라고 한다.

메모

갑상샘
목 앞 중앙에 있는 내분비기관. 물질대사를 높이는 갑상샘호르몬을 분비한다.

병원의 내분비·대사 내과
당뇨병을 비롯해 몸의 물질대사나 호르몬 관련 질병을 전문으로 취급하는 병원이 있다. 바로 내분비·대사내과를 내세우는 곳이다. '당뇨병·대사·내분비과'라는 명칭을 사용하기도 한다.

내분비계의 작용과 물질대사

내분비계는 다양한 작용을 하는데, 물질대사와 직접 관련된 것들도 많다. 언뜻 보면 무관해 보이는 기능도 물질대사와 무관치 않다.

내분비계의 주요 작용

- 전신의 물질대사
- 당 대사
- 단백질 대사
- 지질 대사
- 성장의 촉진
- 골 대사

물질대사에
직접 관여

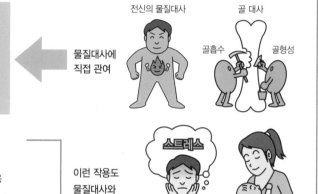

전신의 물질대사　　골 대사

골흡수　　골형성

- 면역기능 조절, 항염증
- 혈압 조절
- 중추신경계에 대한 작용
- 항스트레스
- 생식
- 유선 발달과 유즙 분비 등

이런 작용도
물질대사와
무관하지 않다.

스트레스

항스트레스　　유즙 분비

전신의 물질대사와 관련된 갑상샘 호르몬

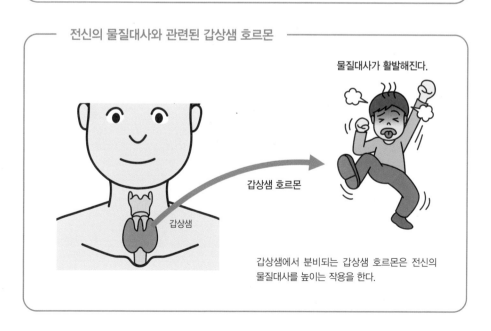

물질대사가 활발해진다.

갑상샘 호르몬

갑상샘

갑상샘에서 분비되는 갑상샘 호르몬은 전신의
물질대사를 높이는 작용을 한다.

호르몬이란 무엇인가?

POINT
- 세포끼리 정보를 전달하는 생리활성물질이 호르몬이다.
- 내분비샘에서 나온 호르몬은 대부분 혈액을 타고 운반된다.
- 수용체를 가진 표적세포에만 작용한다.

세포끼리 정보를 전달하는 물질이 호르몬

호르몬은 전신의 세포끼리 정보를 전달하는 **생리활성물질**이다. 예전에는 내분비기관에서 분비되고, 혈액을 타고 멀리 떨어져 있는 **표적세포**(p.152)에 이르면 그곳에서 어떤 작용을 일으키는 물질로 여겼나. 예를 들어 췌장에서 분비되어 혈액을 타고 전신의 세포에 이르러 **포도당**의 이용을 촉진하는 인슐린 등이 대표적인 호르몬이다.

그런데 다양한 연구 결과, 지방조직이나 소화관, **뼈**, 혈관 등 원래 알려진 **내분비샘** 이외의 장소에서도 호르몬과 같은 물질이 분비되는 것으로 밝혀졌다. 또한 분비되는 곳 바로 주위 세포에 작용하는 것이 있는가 하면, 분비된 세포 자체에 작용하는 것이 있다. 혈액을 타고 운반되는 호르몬만 있는 것이 아니라는 사실이 밝혀지면서 호르몬에 대한 정의가 넓어진 것이다.

수용체를 가진 세포에만 작용한다

호르몬의 분비량은 극히 미량이다. 호르몬에 따라 다르기는 하지만 혈중 농도의 단위는 ng/mℓ(1cc)나 pg/mℓ이다(ng은 10억분의 1g, pg은 1조분의 1g이다).

호르몬은 세포막이나 세포 내에 있는 **수용체**와 결합하면 그 작용을 발휘한다. 세포마다 가지고 있는 수용체가 다르기 때문에 설사 분비한 곳 바로 옆의 세포일지라도 수용체가 없으면 작용하지 않고 먼 세포일지라도 수용체가 있으면 작용한다. 이런 식으로 어떤 호르몬이 결합하는 수용체를 가진 세포를 그 호르몬의 표적세포라고 한다.

시험에 나오는 어구

호르몬
세포끼리 정보를 전달하는 생리활성물질. 내분비기관 외에 심장, 신장, 지방조직 등에서 분비된다. 수용체를 가진 세포에 작용한다.

생리활성물질
미량으로 생체활동에 강한 영향을 미치는 물질을 말한다. 비타민, 호르몬, 신경전달물질, 사이토카인 등.

수용체
세포막이나 세포 내에 있는 것으로 호르몬 등이 결합하는 단백질. 수용체와 결합하는 것은 열쇠와 열쇠 구멍의 관계에 있으며, 맞지 않으면 결합하지 않는다.

 키워드

ng(나노그램), pg(피코그램)
g(그램)의 1000분의 1이 mg(밀리그램/0.001g)이고, mg의 1000분의 1이 µg(마이크로그램/100만분의 1g)이다. 또한 그 1000분의 1이 ng(나노그램/10억분의 1g)이고, ng의 1000분의 1이 pg(피코그램/1조분의 1g)이다.

호르몬 작용과 그 종류

호르몬은 세포끼리 정보를 전달하는 생리활성물질로 내분비기관 외에도 심장이나 신장, 뼈나 지방조직 등에서 분비된다. 내분비기관에서 혈관으로 들어갔다가 멀리 떨어진 곳으로 옮겨져 표적세포에 작용하는 구조 외에 분비세포 주위 세포나 분비세포 자신에게 작용하는 호르몬도 있다.

내분비

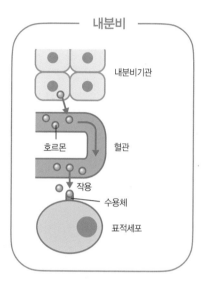

내분비기관

호르몬

혈관

작용

수용체

표적세포

혈액에 들어가지 않고 작용하는 호르몬

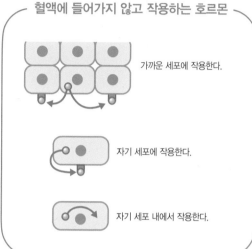

가까운 세포에 작용한다.

자기 세포에 작용한다.

자기 세포 내에서 작용한다.

호르몬과 수용체

호르몬은 그에 맞는 수용체를 가진 세포에만 작용한다. 호르몬에 맞는 수용체를 가진 세포를 표적세포라고 한다. 수용체가 세포막이나 세포질, 세포핵에 있는 것도 있다.

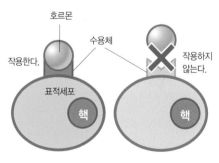

호르몬

수용체

작용한다.

작용하지 않는다.

표적세포

핵

핵

호르몬이 수용체와 결합하면 작용한다.

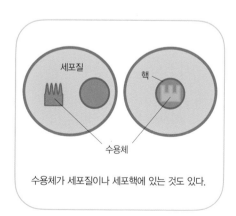

세포질

핵

수용체

수용체가 세포질이나 세포핵에 있는 것도 있다.

피드백 메커니즘과 주기적 변동

● 내분비샘에는 상위·하위라는 상하 관계가 있다.
● 대부분 음성 피드백에 의해 조절된다.
● 주기적으로 분비량이 증감하는 호르몬이 있다.

음성 피드백 구조로 조절

호르몬은 항상 일정량이 계속 나오는 것이 아니라 상황 변화에 따라 늘어나거나 줄어든다. 호르몬을 분비하는 **내분비샘**은 서로 밀접한 관계를 갖고 움직인다.

예를 들어 물질대사를 활발하게 하는 갑상샘 호르몬은 시상하부에서 갑상샘 자극호르몬 방출호르몬이 분비되면 그 자극으로 뇌하수체에서 갑상샘 자극호르몬이 분비되고, 이것이 갑상샘을 자극하여 갑상샘 호르몬이 분비되는 구조로 되어 있다.

그리고 갑상샘에서 호르몬 분비가 충분히 되면 그것이 시상하부, 뇌하수체의 호르몬을 억제하여 갑상샘에서 호르몬 분비가 감소한다.

대부분의 호르몬이 이런 **음성 피드백**(negative feedback) 구조로 조절되는 것이다.

주기적으로 분비량이 변하는 호르몬이 있다

호르몬 중에는 어느 정도 정해진 주기로 분비되는 것이 있다. 이를테면 생리 주기의 중반에 급격히 **증가**(서지)하는 배란 관련 호르몬이 그 좋은 예이다.

또한 **성장 호르몬**은 하루 중 수면 중에 많이 분비된다. 3대 영양소의 물질대사나 스트레스에 대한 대응, 면역 등을 담당하는 **부신피질 호르몬**이나 그것을 자극하는 호르몬은 이른 아침에 가장 많고 야간에 감소한다. 이처럼 24시간을 주기로 거의 같은 시각에 규칙적으로 반복해서 발생하는 현상을 **일내 변동**이라고 한다.

 시험에 나오는 어구

음성 피드백
호르몬이 분비되면 효과를 발휘하는데, 지나치지 않도록 호르몬 분비를 억제하는 메커니즘이 작용한다. 이것을 음성 피드백 메커니즘이라고 한다.

일내 변동
하루 중에 분비량 등이 변하는 것을 말한다. 호르몬 중에는 일내 변동을 하는 것이 있다.

 키워드

서지(surge)
서지(surge)란 쇄도, 파동, 고조라는 뜻이다. 호르몬 분비에 있어서는 어느 때에 급격히 분비량이 많아지는 현상을 가리킨다.

 메모

양성 피드백(positive feedback)도 있다
여성 호르몬인 에스트로겐은 시상하부·뇌하수체의 자극에 의해 분비가 증가하면 그것이 시상하부·뇌하수체를 자극해 더욱 분비가 늘어나는 양성 피드백 구조로 되어 있다.

호르몬 분비량의 조절

호르몬은 대부분 음성 피드백 구조로 분비량이 조절되나 양성 피드백 구조로 분비량이 조절되는 것도 있다.

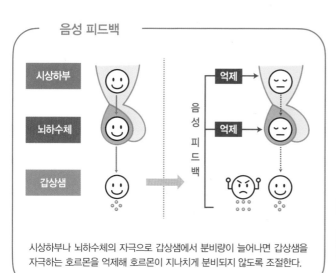

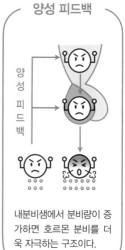

시상하부나 뇌하수체의 자극으로 갑상샘에서 분비량이 늘어나면 갑상샘을 자극하는 호르몬을 억제해 호르몬이 지나치게 분비되지 않도록 조절한다.

내분비샘에서 분비량이 증가하면 호르몬 분비를 더욱 자극하는 구조이다.

호르몬 분비량의 주기적 변화

호르몬 중에는 24시간 주기로 분비량이 달라지거나 성 주기에 맞춰 변화하는 것 등 주기적 변화를 보이는 것이 있다.

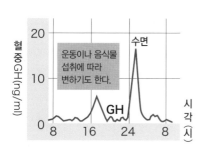

성장 호르몬은 수면 시, 특히 잠이 든 직후에 많이 분비된다.

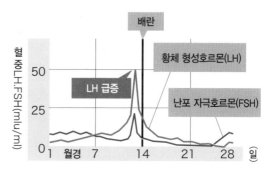

황체 형성호르몬(LH)은 월경 주기의 중반에 급증한다.

물질대사 연구의 역사

물질대사는 영어로 metabolism으로 '변화한다'라는 뜻의 그리스어가 어원인 것으로 알려져 있다. 물질대사를 연구하는 분야는 생체의 여러 현상을 화학적으로 밝히려는 생화학인데, 그 연구는 생물물리학이나 분자생물학 등 많은 분야와 밀접하게 관련되면서 빠르게 발전하고 있다.

물질대사에 대한 연구는 이탈리아의 내과 의사인 산토리오 산토리오(Santorio Santorio, 1561년~1636년)가 시작했다고 할 수 있다. 산토리오는 책상과 의자, 침대 등을 모두 천장의 대규모 저울에 매달아 놓고 그 속에서 30년간이나 살며 음식물 섭취와 배설, 수면, 노동 전후에 체중이 어떻게 변화하는지 측정했다. 그렇게 해서 음식물의 무게보다 배설물의 무게가 더 적다는 것을 밝혀냈고, 음식물은 불감증설(땀이 나지 않는 때라도 피부로부터 수분이 항상 증발되는 현상)이라는 과정에서 손실되는 것이라고 보고했다. 이것이 체내에서 무슨 일이 일어나고 있는지를 탐구하는 연구의 초석이 되었다.

대규모 저울로 알 수 있듯이 의학에 '계측'을 도입한 것도 산토리오다. 그는 온도계를 개발한 물리학자 갈릴레오 갈릴레이와의 논쟁이 계기가 되어 체온계를 개발한 것으로 알려졌다. 그 당시에는 손바닥의 감각으로 열이 있는지 알아냈으나, 체온계의 등장으로 열을 수치로 나타낼 수 있게 된 것이다. 산토리오는 진동을 사용하여 맥박을 측정하는 기기도 개발했다.

20세기 후반에 이르러 다양한 기기와 측정법 등이 발달하면서 물질대사에 대한 연구도 급속히 진전되었다. 그중에서도 독일 출신의 유대인 의사 한스 아돌프 크레브스(Hans Adolf Krebs, 1900~1981)는 수많은 공을 세운 사람으로 유명하다. 특히 1937년에 발견한 TCA 회로(p.16)는 현대에도 에너지 대사의 기본 중 기본이라고 할 수 있다. TCA는 구연산 회로의 영어 tricarboxylic acid cycle의 머리글자인데, 발견자의 이름을 따서 크레브스 회로라고도 부른다. 크레브스는 TCA 회로 발견의 공로를 인정받아 1953년에 노벨 생리의학상을 수상했다.

크레브스는 TCA 회로를 발견하기에 앞서 체내에서 생긴 암모니아를 무독의 요소로 대사하는 요소 회로 외에 미생물이나 식물이 가진 대사 회로도 발견했다.

2장

당뇨병

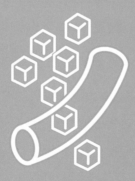

당뇨병이란 어떤 병인가?

POINT
- 당뇨병은 높은 혈당이 오랜 기간 지속되는 대사 질환이다.
- 젊은 사람에게 많은 1형 당뇨병과 중장년에게 많은 2형 당뇨병이 있다.
- 무증상이라도 서서히 진행되어 머지않아 다양한 합병증이 생긴다.

당뇨병은 소변에 당이 나오는 병이 아니다

당뇨병은 혈중 포도당(글루코스. p.12)의 농도, 즉 혈당의 높은 상태가 지속되는 대사 질환이다. 소변에 당이 나오는 것은 당뇨병의 증상 중 하니로 여기서 이름이 유래된 것이다. 하지만 당뇨병인 네도 소변에 당이 나오지 않는 경우가 있고, 건강한 데도 소변에 당이 나오는 사람이 있어 요당만으로 당뇨병을 진단할 수는 없다.

당뇨병은 혈당을 낮추는 작용을 하는 인슐린이라는 호르몬의 분비가 부족하거나 효과가 불충분하여 발생한다. 당뇨병에는 1형 당뇨병(p.44)과 2형 당뇨병(p.46)이 있다. 1형 당뇨병은 생활 습관과 무관하며 젊은 층에 많은 반면, 2형 당뇨병은 나쁜 생활 습관과 관계가 깊으며 중장년 이후에 많이 발생한다. 한국인의 경우는 당뇨병 환자의 95% 이상이 2형 당뇨병이다.

무증상인 채로 조용히 진행되는 2형 당뇨병

특히 2형 당뇨병의 경우 초기 단계에서는 거의 증상이 없다. 하지만 그대로 방치하면 조용하고 확실하게 진행되며, 결국 다양한 합병증이 나타나 삶의 질이 현저히 저하된다.

눈이 보이지 않거나(망막병증, p.56), 통증 등의 감각이 없어져 부상을 눈치채지 못하기도 하고(신경병증, p.56), 신부전이 되어 투석이 필요하게 되기도 하며(신증, p.58), 쉽게 감염되기도 한다(p.62). 또한 동맥경화(대혈관 합병증, p.60)가 진행되어 심근경색이나 뇌경색을 일으켜 돌연사하기도 한다.

당뇨병은 소변에 당이 나오는 병이 아니다

당뇨병은 높은 혈당이 오랜 기간 지속되는 병이다. 소변에 당이 섞여 나온다고 해서 당뇨병이라는 이름이 붙었으나 요당의 유무만으로는 당뇨병을 진단하기가 어렵다.

당뇨병

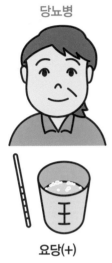

요당(+)

요당이 양성인 상태에서 당뇨병이 발견되는 경우가 있다.

당뇨병

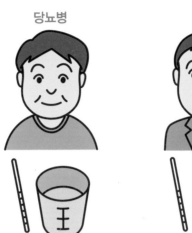

요당(-)

당뇨병 환자라도 요당이 음성으로 나올 수 있다.

건강

요당(+)

건강한 사람도 요당이 양성으로 나올 수 있다.

1형 당뇨병과 2형 당뇨병

당뇨병에는 1형 당뇨병과 2형 당뇨병이 있다. 1형 당뇨병은 생활 습관과는 무관하고 젊은 층에 많은 반면, 2형 당뇨병은 나쁜 생활 습관과 관계가 깊고 중장년 이후에 많이 발생한다.

1형 당뇨병

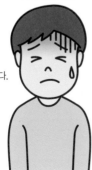

- 생활습관병과는 무관하다.
- 젊은 층에 많다.
- 자가면역과 관계되어 발병하는 경우가 많다.

2형 당뇨병

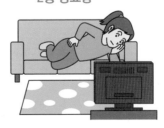

- 집에서 움직이지 않고 먹기만 하는 등 과식이나 운동부족 등의 나쁜 생활 습관이 요인이다.
- 중장년 이후에 많다.

당의 소화와 흡수

당뇨병

 POINT

- 당질은 탄수화물에서 식이섬유를 제외한 것을 말한다.
- 인체가 에너지로 가장 이용하기 좋은 것이 포도당이다.
- 음식물을 섭취해 당이 흡수되면 혈당이 올라간다.

탄수화물, 당질, 당, 당류란 무엇인가

'당'은 '당질'이라고도 한다. 탄수화물과 같은 의미로 사용할 수 있지만, 영양학적으로는 탄수화물 중 소화가 안 되는 **식이섬유**를 제외한 것을 당질이라고 한다. 단순히 당 또는 당류라고 하면 설탕이나 **포도당**(글루코스), **과당**(프럭토스)처럼 먹으면 바로 단맛을 느끼는 분자가 작은 당질을 가리키기도 한다.

당질 중 기본 분자구조가 1개뿐인 것을 **단당류**, 2개가 연결된 것을 **이당류**, 많이 연결된 것을 **다당류**라고 한다. 단당류에는 포도당, 과당, **젖당**(갈락토스)등이 있고, 이당류에는 (설탕)**수크로스**, (유당)**락토스** 등이 있으며, 다당류에는 **전분, 글리코겐** 등이 있다.

섭취한 당질은 단당류로 만들어 흡수한다

음식으로 섭취한 당질은 **침**이나 **췌장액의 소화효소**에 의해 분해되고, 최종적으로 소장에서 단당류로 흡수된다. 당질 중 우리 몸에 가장 이용하기 쉬운 것은 글루코스이고, 프럭토스나 갈락토스 같은 다른 단당류의 일부는 글루코스와 대사할 수 있는 물질로 변환된다(변환되지 않는 단당류도 있다).

소장에서 당이 흡수되면 혈당이 올라간다. 혈중 글루코스는 활동의 에너지원으로 전신에 보내지게 되는데, 여분의 당은 여러 개를 결합하여 글리코겐을 만들거나 **중성지방**으로 변환하여 저장한다.

시험에 나오는 어구

당질
탄수화물과 동의어로 생각해도 되지만 영양학적으로는 탄수화물에서 소화가 안 되는 식이섬유를 제외한 것을 가리킨다. 당류, 이당류, 다당류로 나뉜다.

글루코스
포도당을 가리킨다. 에너지원으로 가장 이용하기 쉬운 물질이다. 단당류.

수크로스
설탕을 말하며 자당이라고도 한다. 글루코스와 프럭토스가 결합한 이당류.

 키워드

단당류
가수 분해로는 더 이상 화합물로 분해되지 않는 당류를 통틀어 이르는 말. 글루코스, 프럭토스 등.

이당류
분해에 의하여 한 분자나 두 분자의 단당류를 생성하는 탄수화물을 통틀어 이르는 말. 당 분자가 2개 연결된 것. 수크로스 등.

다당류
당 분자가 많이 연결된 것. 전분과 글리코겐.

당질이란

일반적으로 당질은 탄수화물 중 사람의 소화효소로는 소화되지 않는 식이섬유를 제외한 것을 말한다.

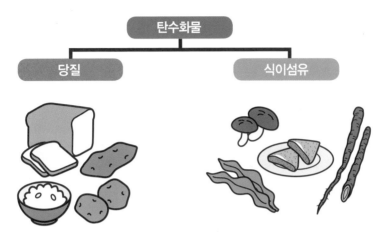

설탕, 전분 등 사람이 소화할 수 있는 탄수화물이다.
밥, 빵, 고구마류 등에 들어 있다.

식이섬유에는 사람이 소화하지 못하는 다당류가 많다.
채소나 과일, 해조류, 곤약 등에 들어 있다.

단당류 · 이당류 · 다당류

당의 기본적 구조가 1개뿐인 것을 단당류라고 한다. 결합한 당의 개수에 따라 이당류, 다당류 등으로 나뉜다. 단당류가 3~20개 정도 결합한 것을 올리고당이라고 한다.

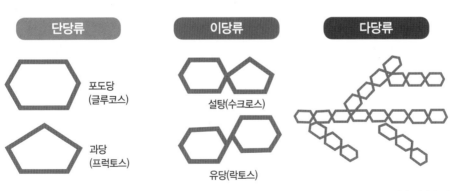

당의 기본 구조가 1개뿐이다. 당질은 단당류까지 분해되어 흡수된다.

당의 기본 구조가 두 개 결합한 것이다. 스크루스는 설탕을 말한다.

당의 기본 구조가 많이 연결된 것이다. 전분과 글리코겐 등이 있다.

당 대사 구조와 혈당의 변동

POINT
- 흡수한 당을 세포 내로 거둬들인 후 연소해서 에너지를 얻는다.
- 혈당은 식후에 오르고 소화된 후에는 내려간다.
- 생명 활동에 필요한 혈당은 항상 일정 범위로 유지된다.

온몸의 세포에서 당을 저장하여 대사된다

소장에서 흡수된 당은 혈관으로 들어가 활동의 에너지원으로 전신의 세포에게 보내진다. 세포가 **포도당**을 거둬들이면 **해당계**와 TCA 회로(p.16)에서 대사해 생성한 에너지로 활동한다. 세포의 활동이란 사람의 모든 생명 활동 그 자체를 말한다. 예컨대 심근이나 골격근, 소화관 벽의 **평활근**이 수축할 때나 소화액을 만들 때, 단백질을 합성할 때에도 에너지가 필요하고, 사물을 보거나 듣거나 생각할 때, 신경세포가 정보를 전달하는 데에도 에너지가 필요하다. 사람이 살아가기 위해서는 **혈당**이 일정한 범위로 항상 유지되어야 한다.

음식물 섭취로 혈당이 오르고 당 사용 후에는 떨어진다

우리가 음식을 섭취해 당이 흡수되면 혈당이 오르고 온몸의 세포가 당을 차례로 사용하면 혈당이 내려간다. 그런데 이런 구조라면 장시간 먹을 수 없게 되었을 때 혈당이 지나치게 떨어진다. 극단적인 **저혈당** 상태가 되면 혼수상태에 빠질 가능성도 있다. 그래서 몸에는 혈당이 떨어지면 간 등에 저장되어 있는 글리코겐을 분해하여 글루코스를 혈중으로 내보내는 구조가 갖추어져 있다(p.34).

식후에 혈당이 상승했을 때 바로 사용하지 않는 것은 간이나 근육의 세포로 거둬들인 후 글리코겐 형태로 만들어 저장한다. 그리고 일부는 지질로 변환하여 축적해 둔다.

시험에 나오는 어구

당 대사
소화·흡수된 당질이 체내에서 분해(연소)되거나 합성되는 과정.

당의 흡수와 물질대사

섭취한 당질은 소화관에서 소화돼 단당류로 흡수된다. 혈관 내에 흡수된 당을 세포 내로 거둬들여 연소하고, 일부는 간이나 근육, 지방조직에서 거둬들여 저장한다.

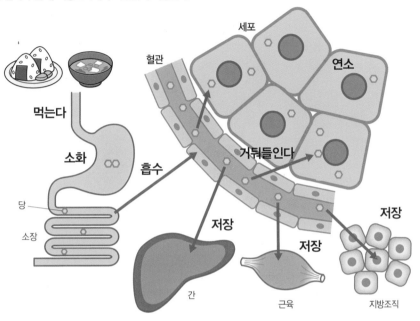

하루 혈당의 변화

음식을 먹으면 당이 흡수되면서 혈당이 올라간다. 당을 연소하기 위해 세포 내로 거둬들이고, 저장하기 위해 간이나 근육 등에서 거둬들이면 혈당이 떨어진다. 공복 시에는 간에서 당이 방출되므로 혈당이 지나치게 떨어지지는 않는다.

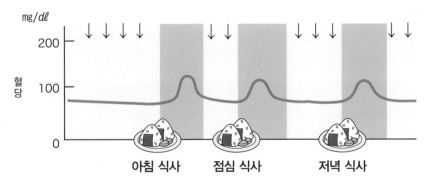

(↓ / 간에서 당이 방출)

혈 당
조 절 ① **혈당을 올리는 것**

POINT
- 혈당이 떨어지면 공복감이 생기고 먹으면 혈당이 올라간다.
- 먹지 못할 때는 간에서 당을 방출한다.
- 글루카곤, 카테콜아민 등이 혈당을 올린다.

먹지 못할 때도 혈당을 유지하는 구조

혈당이 떨어지면 공복감이 생긴다. 공복감은 혈당이 떨어진 것을 감지한 뇌의 **시상하부**에 있는 **섭식중추**가 일으킨다. 공복감을 느끼면 사람은 무언가를 먹게 되는데, 먹고 나면 혈당이 올라간다.

하지만 반드시 음식을 먹어야만 혈당이 올라가는 것은 아니다. 우리 몸에는 혈당 수치가 지나치게 떨어지지 않도록 하는 구조가 갖추어져 있다. 장시간 먹지 못하거나 잠을 잘 때에도 뇌세포가 활동하기 위해서는 에너지원을 끊임없이 공급해야 하기 때문이다. 이런 구조가 없었다면 어떤 사정으로 끼니를 거를 때 심한 **저혈당**에 빠져 뇌세포가 죽게 될 것이다. 혈당 수치를 높이는 작용을 하는 호르몬으로는 **글루카곤, 카테콜아민, 코티솔, 성장 호르몬** 등이 있다.

호르몬이 간에서 당을 방출한다

글루카곤은 췌장에 있는 **랑게르한스섬**(p.38)의 **알파세포**에서 분비된다. 카테콜아민은 **교감신경**과 **부신수질**에서 분비되고, 코티솔은 **부신피질**에서 분비되며, 성장 호르몬은 **뇌하수체**에서 분비된다. 이러한 호르몬은 혈당 저하를 감지한 **시상하부**에서 교감신경을 통해 분비를 촉진하고 간에 저장된 **글리코겐**을 분해하여 **포도당**을 혈중으로 방출함으로써(글리코겐 분해라고 한다) 혈당을 높인다. 교감신경 또한 스트레스를 느끼거나 흥분했을 때 자극을 받는데, 이때 췌장의 글루카곤이나 부신수질의 카테콜아민 분비를 촉진하여 혈당을 높인다.

시험에 나오는 어구

글루카곤
췌장의 랑게르한스섬 내에 있는 알파세포에서 분비된다. 간에서 포도당 생성(당 생성/글루카곤의 작용에 의해 간에서 당질 이외에 글루코스를 합성하는 것)을 촉진하여 혈당를 높인다.

카테콜아민
카테콜아민은 교감신경과 부신수질에서 분비되는 호르몬으로 글루카곤을 분비하여 당 생성을 촉진한다.

코티솔
부신피질에서 분비되는 호르몬으로 혈당을 높이는 작용을 한다.

성장 호르몬
뇌하수체에서 분비돼 성장을 촉진하는 작용을 하지만 혈당을 높이는 작용도 한다.

공복감이 생기는 구조

혈당이 떨어지면 그 정보를 포착한 시상하부의 섭식중추가 공복감을 느끼게 한다. 혈당 저하로 지방이 분해되어도 혈중 유리지방산 농도가 높아지는데, 이 역시 섭식중추를 자극해 공복감을 느끼게 한다.

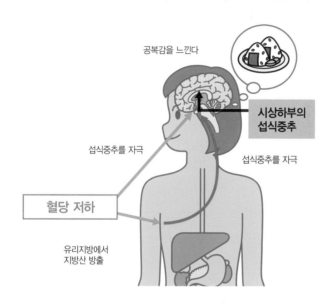

혈당을 높이는 호르몬

췌장의 랑게르한스섬에서 분비하는 글루카곤, 교감신경이나 부신수질의 카테콜아민, 부신피질의 코티솔, 뇌하수체의 성장 호르몬은 간에 저장된 글리코겐을 분해하고 포도당을 혈중으로 방출하여 혈당을 높인다.

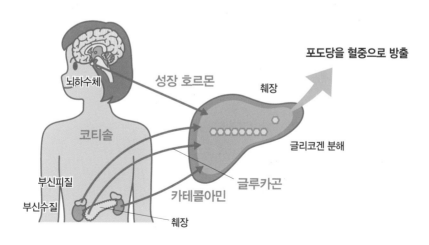

혈당조절 ② 혈당을 낮추는 것

- 혈당이 올라가면 인슐린이 분비돼 혈당을 낮춘다.
- 운동을 하면 혈중 당이 이용되어 혈당이 내려간다.
- 정상이라면 혼수상태에 빠질 정도의 저혈당이 되지는 않는다.

혈당을 낮추는 호르몬, 인슐린

음식을 먹고 **혈당**이 올라가면 **랑게르한스섬**(p.38)의 **베타세포**에서 나오는 **인슐린**(p.40) 분비가 늘어난다. 인슐린은 혈액에 들어가, 특히 전신의 근육과 지방조직의 세포에게 '당을 서둬들여라!'라는 메시지를 전한다. 이렇게 해서 세포가 혈중의 당을 거둬들이면 혈당이 떨어진다.

당은 전신의 세포가 활동하기 위한 에너지원으로 늘 이용되지만 혈당이 올라가 여분의 당이 남았을 때는 저장용 형태로 변환해 모아둔다. 이는 원시 시대의 인간이나 동물처럼 먹고 싶을 때 음식을 구할 수 있다는 보장이 없는 생물에게는 아주 중요한 구조이다.

운동으로 혈당을 낮춘다

혈당을 올리는 **호르몬**(p.34)은 여러 가지가 있지만 혈당을 낮추는 호르몬은 인슐린밖에 없다. 하지만 호르몬의 작용 이외에도 혈당을 낮추는 방법이 있는데, 바로 운동이다. 운동을 하면 당이 에너지원으로 이용되기 때문에 혈당이 떨어진다. 하지만 운동 시에는 혈당뿐만 아니라 근육에 축적된 글리코겐이나 혈중에 방출되는 **유리지방산**도 이용된다.

혈당은 극단적으로 떨어져도 문제가 된다. 심한 혼수상태에 빠질 수 있기 때문이다. 하지만 건강한 사람이라면 혈당을 올리는 호르몬과 인슐린이 균형을 맞추면서 혈당을 일정 수준으로 조절하기 때문에 극단적인 **저혈당**이 되는 경우는 거의 없다.

시험에 나오는 어구

혈당
혈중 포도당 농도 값.

인슐린
췌장에 있는 랑게르한스섬의 베타세포에서 분비되는 호르몬. 혈당을 낮추는 작용을 한다.

메모

저혈당
혈당이 지나치게 떨어진 상태. 건강해도 장기간 음식물을 섭취하지 않으면 혈당이 떨어지고 공복감이나 집중력 저하 등의 증상이 나타난다. 하지만 혈당을 올리는 구조가 있으므로 의식장애에 빠질 정도의 저혈당이 되는 경우는 거의 없다.

혈당이 오르면 인슐린 분비가 늘어난다

먹은 것이 소화·흡수되면 혈당이 올라간다. 이를 감지한 베타세포가 인슐린을 합성해 분비하면 혈당이 떨어진다.

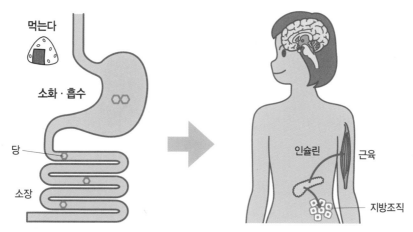

먹는다

소화·흡수

당

소장

인슐린

근육

지방조직

음식을 섭취해 당질이 소화·흡수되면 혈당이 올라간다.

췌장에서 분비되는 인슐린이 늘어나고 혈중 글루코스가 근육이나 지방조직에 흡수되면 혈당이 떨어진다.

운동하면 혈당이 떨어진다

운동하면 당이 소비되어 혈당이 떨어진다. 당뇨병으로 인한 고혈당은 운동요법이 효과적이다.

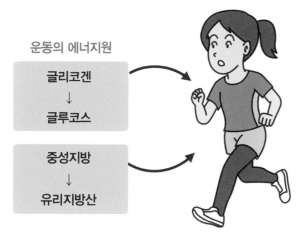

운동의 에너지원

글리코겐
↓
글루코스

중성지방
↓
유리지방산

운동하면 혈중의 당이 소비되므로 혈당가 떨어진다. 물론 지나치게 떨어지지 않도록 간에서 당이 방출되기 때문에 혈당은 일정한 상태로 유지된다.

※ 당뇨병으로 혈당이 지나치게 오르는 경향이 있는 사람은 운동을 통해 조절하는 것도 효과적이다.

혈당과 관련된 췌장의 구조와 역할

당뇨병

POINT
- 췌장의 랑게르한스섬에서 인슐린이 분비된다.
- 랑게르한스섬은 췌장의 소엽 속에 섬처럼 흩어져 존재한다.
- 알파세포에서는 글루카곤이 분비되고, 베타세포에서는 인슐린이 분비된다.

샘꽈리와 랑게르한스섬이 가득한 췌장의 소엽

혈당을 조절하는 호르몬인 글루카곤과 인슐린은 췌장의 랑게르한스섬이라는 조직에서 분비된다.

췌장은 위 뒤쪽에 있는 가늘고 긴 장기로 몸의 왼쪽으로 뻗은 뾰족한 부분을 **췌미부**라 하고, **십이지장**에 안기듯 위치한 오른쪽 부분을 **췌두부**라 하며, 가운데 부분을 **췌체부**라고 한다. 췌장 안에는 **췌액**을 모아 십이지장에 쏟아붓는 **주췌관**이 지나고, 그 주위에는 1~10mm 되는 **소엽**이 빼곡히 들어차 있다. 소엽에는 췌액을 만드는 **샘꽈리**라고 하는 조직과 랑게르한스섬이 있다. 랑게르한스섬이라는 이름은 선방 안에 흩어져 있는 모습이 섬처럼 보인다고 해서 붙여진 것이다.

랑게르한스섬은 내분비 세포의 집합

랑게르한스섬에는 **알파세포**, **베타세포** 등 여러 종류의 세포가 있는데, 글루카곤은 알파세포에서 분비되고, 인슐린은 베타세포에서 분비된다.

췌장의 샘꽈리는 췌액을 만드는 조직이며, 만들어진 췌액은 샘꽈리에서 뻗은 췌관을 지나 십이지장으로 들어간다. 이렇게 분비물이 관을 통해 나오는 구조를 **외분비**(p.152)라고 한다. 한편 랑게르한스섬에는 췌관과 같은 관이 없어 세포에서 분비된 호르몬은 그 주위를 둘러싼 혈관으로 들어가 온몸으로 송출된다. 이처럼 호르몬이 혈관에 들어가 표적이 되는 세포에 보내지는 구조를 **내분비**(p.152)라고 한다.

시험에 나오는 어구

랑게르한스섬
췌장의 소엽 속에 섬처럼 산재하는 내분비 세포 집단. 알파세포와 베타세포 등이 있다.

랑게르한스섬의 알파세포
글루카곤을 분비한다.

랑게르한스섬의 베타세포
인슐린을 분비한다.

키워드

샘꽈리
췌액을 만드는 조직. 췌액은 샘꽈리에 이어지는 췌관에 모였다가 췌두부에 붙어 있는 십이지장으로 들어간다.

메모

랑게르한스섬의 세포
랑게르한스섬에는 알파세포, 베타세포 외에도 델타세포와 PP세포가 있다. 델타세포는 글루카곤과 인슐린 분비를 억제하는 소마토스타틴을 분비하고, PP세포는 소화효소를 조절하는 폴리펩타이드를 분비한다.

췌장의 구조와 랑게르한스섬

췌장은 위 뒤쪽에 있는 가늘고 긴 장기이다. 단면에는 많은 소엽이 모여 있는 것이 보인다. 소엽 안에는 샘꽈리가 있고, 그 사이에 랑게르한스섬이 산재해 있다. 랑게르한스섬의 알파세포에서는 글루카곤이 분비되고, 베타세포에서는 인슐린이 분비된다.

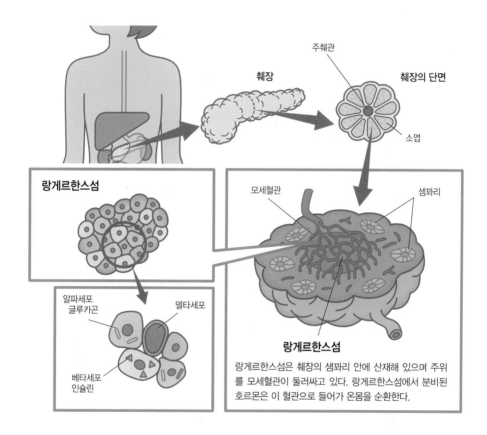

주췌관

췌장

췌장의 단면

소엽

랑게르한스섬

모세혈관

샘꽈리

알파세포
글루카곤

델타세포

베타세포
인슐린

랑게르한스섬

랑게르한스섬은 췌장의 샘꽈리 안에 산재해 있으며 주위를 모세혈관이 둘러싸고 있다. 랑게르한스섬에서 분비된 호르몬은 이 혈관으로 들어가 온몸을 순환한다.

운동 습관이 췌장을 지킨다

췌장은 인슐린을 분비(p.40)하여 혈당을 낮추는 일을 한다. 운동 부족은 인슐린의 효과를 떨어뜨리고(p.42), 효과가 떨어지는 만큼 양으로 보충하려 하기 때문에 췌장에 부담이 된다. 운동하지 않고 종일 앉아서 생활하면 음식물 섭취 등으로 올라간 혈당을 췌장이 감당해야 한다. 그러므로 적당한 운동 습관은 췌장의 부담을 덜어줘 췌장을 지키는 결과로 이어진다.

인슐린의 작용

POINT
- 근육세포와 지방세포에 당을 유입시킨다.
- 간에 글리코겐 합성 등을 촉진한다.
- 인슐린의 분비는 기초분비와 추가분비로 조절된다.

당을 거둬들이는 문을 열게 한다

인슐린은 혈당이 올라가면 분비가 촉진되어 혈류를 타고 전신을 돈다. 세포막에는 대부분 인슐린 수용체가 있는데, 이곳에서 인슐린이 결합하면 세포 내 다양한 반응이 일어나 혈당이 떨어진다.

세포에는 포도당 수송체(Glucose Transporter, GLUT)라고 부르는 당을 받아들이는 장치가 있다. GLUT에는 몇 가지 유형이 있는데, 근육과 지방조직 세포가 가진 GLUT4는 인슐린의 작용에 의해 세포막 상에 나타나고, 그곳에서 당을 거둬들이는 구조로 되어 있다. 다시 말하자면 인슐린은 근육이나 지방조직 세포의 초인종을 눌러 '당을 거둬들여 저장하라!'고 지시함으로써 혈당을 낮추는 것이다.

인슐린은 거둬들인 당의 글리코겐 합성이나 지질 합성을 촉진하는 동시에 글리코겐의 분해를 억제하여 혈당을 낮춘다.

기초분비 + 혈당 상승 시 추가분비

인슐린은 혈당이 올라갔을 때만 분비되는 것은 아니다. 인슐린과 혈당을 올리는 호르몬은 항상 조금씩 분비되고 있어, 서로 균형을 잡으면서 혈당을 일정한 범위 내(70~140mg/dℓ)로 유지한다. 이런 식으로 인슐린이 항상 분비되는 것을 **기초분비**라고 한다. 한편 음식물을 섭취해서 혈당이 올라가면 그에 반응하여 인슐린의 분비량이 증가한다. 이처럼 혈당의 상승에 맞추어 증가하는 분비를 **추가분비**라고 한다. 추가분비가 최고조에 이르는 시점은 식후 30~60분경이다.

시험에 나오는 어구

포도당 수송체(Glu-cose Transporter)
세포막에 출현하는 글루코스를 거둬들이기 위한 '문'과 같은 것. 글루코스 수송체라고도 한다. GLUT로 표기하는 포도당 수송체는 적어도 11종류가 있다.

GLUT4
포도당 수송체 중 근육세포와 지방세포가 있는 것. 인슐린의 작용으로 세포막 상에 발현하여 글루코스를 흡수한다.

키워드

GLUT
Glucose Transporter의 약자.

메모

GLUT2와 GLUT4
포도당 수송체(GLUT)에는 적어도 1~11개의 종류가 있는데, 당뇨병과 관련된 것은 GLUT2와 GLUT4이다. GLUT4에는 근세포와 지방세포가 있고, 인슐린의 작용으로 발현한다. 랑게르한스섬과 간에는 GLUT2가 있는데, 인슐린의 작용과는 무관하게 당을 흡수한다.

인슐린이 혈당을 낮추는 구조

먹은 것이 소화·흡수되면 혈당이 올라간다. 이를 감지하고 췌장의 랑게르한스섬 베타세포에서 인슐린 분비를 늘리면 혈당이 떨어진다.

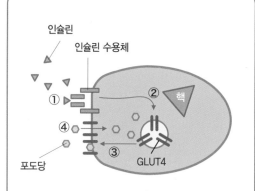

┌ 근육과 지방조직의 세포 ┐

① 인슐린이 세포의 인슐린 수용체에 결합하고 ② 세포 내의 GLUT4에 작용하여 ③ GLUT4를 세포막 위에 발현시킨다. ④ 세포막 위의 GLUT4를 지나 포도당이 세포 내로 유입되면 혈당이 내려간다.

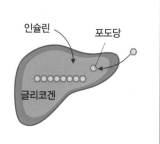

┌ 간에 미치는 작용 ┐

· 글리코겐의 합성 촉진
· 지방의 합성 촉진
· 당 생성 억제
↓
혈당(p.68)이 내려간다.
※ 간세포는 인슐린의 작용이 없어도 글루코스를 흡수한다.

인슐린의 기초분비와 추가분비

인슐린은 혈당이 올랐을 때만 분비되는 것은 아니다. 기초분비와 추가분비를 통해 혈당을 조절한다.

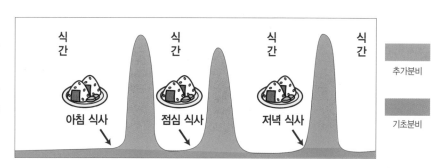

인슐린은 혈당이 상승하지 않을 때도 분비된다(기초분비). 음식물 섭취 등으로 혈당이 올라가면 그것에 반응하여 추가분비를 한다.

인슐린 저항성이란?

POINT
- 인슐린이 잘 듣지 않는 상태를 가리킨다.
- 과식이나 운동 부족은 인슐린 저항성을 높인다.
- 내장지방에서는 인슐린 저항성을 높이는 나쁜 물질이 나온다.

비만이 인슐린의 효능을 나쁘게 한다

인슐린 저항성이란 인슐린이 잘 듣지 않게 된 상태를 말한다. 인슐린 저항성이 높으면 인슐린이 세포에게 '당을 거둬들여!'라고 아무리 호소해도 좀처럼 반응하지 않기 때문에 혈당이 내려가지 않는다. 이것이 당뇨병이 발병하는 메커니즘 중 하나다.

인슐린 저항성이 높아지는 요인으로는 비만이 있다. 과식과 운동 부족으로 인해 남은 당은 지방으로 변환돼 지방세포에 쌓여 지방세포는 점점 커진다. 그리고 이 지방세포에서는 어떤 종류의 생리활성물질이 분비되는데, 그중 몇 가지가 인슐린 저항성을 높인다.

내장지방에서 나오는 생리활성물질이 나쁜 영향을 끼친다

지방세포에서 나오는 생리활성물질을 아디포카인이라고 부르는데, 인체에 좋은 영향을 미치는 것과 나쁜 영향을 미치는 것이 있다. 좋은 영향을 미치는 것으로는 식욕을 억제하는 렙틴과 동맥경화를 억제하는 아디포넥틴이 있다. 한편 나쁜 영향을 미치는 것에는 세포의 인슐린 저항성을 높이기도 하고 혈관벽에 염증을 일으키기도 하는 TNF-α와 혈압을 올리는 물질로 변하는 안지오텐시노젠 등이 있다. 그 밖에도 인슐린 저항성을 높이는 물질이 몇 가지 있다.

이러한 나쁜 아디포카인은 체지방 중에서도 내장지방에서 많이 분비된다. 따라서 중장년 이후에 많은 내장지방형 비만은 당뇨병 발병 위험을 높인다.

시험에 나오는 어구

인슐린 저항성
인슐린이 잘 듣지 않게 된 상태를 말한다. 인슐린이 작용해도 세포가 좀처럼 반응하지 않기 때문에 혈당이 떨어지지 않는다.

아디포카인
지방세포에서 나오는 물질로 좋은 영향을 미치는 것과 나쁜 영향을 미치는 것으로 나눌 수 있다.

키워드

안지오텐시노젠
신장에서 분비하는 레닌에 의해 안지오텐신 I 이 되고, 그것이 효소에 의해서 혈압을 올리는 작용을 하는 안지오텐신 II로 바뀐다.

내장지방
내장 주위에 붙어 있는 지방. 내장지방이 늘어나면 허리 주위에 살이 찌는 사과형 비만이 된다. 이에 반해 피하에 붙는 지방을 피하지방이라고 하는데, 피하지방이 늘어나면 서양배형 체형이 된다. 생활 습관병은 내장지방과 관련이 깊다.

인슐린 저항성이 높아진 상태란?

인슐린 저항성이란 인슐린이 잘 듣지 않게 된 상태를 말한다.

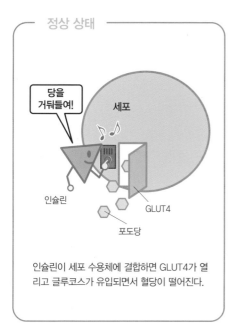

정상 상태

인슐린이 세포 수용체에 결합하면 GLUT4가 열리고 글루코스가 유입되면서 혈당이 떨어진다.

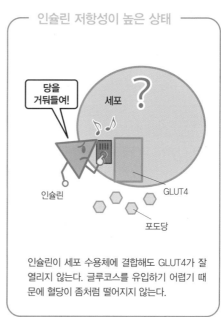

인슐린 저항성이 높은 상태

인슐린이 세포 수용체에 결합해도 GLUT4가 잘 열리지 않는다. 글루코스를 유입하기 어렵기 때문에 혈당이 좀처럼 떨어지지 않는다.

내장지방이 인슐린 저항성을 높인다

지방에서 나오는 생리활성물질(아디포카인)에는 좋은 영향을 미치는 것과 나쁜 영향을 미치는 것이 있다. 인슐린 저항성을 높이는 나쁜 물질은 특히 내장지방에서 많이 나온다.

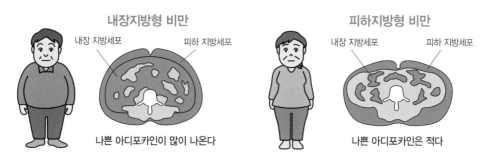

내장지방에서 나오는 생리활성물질(아디포카인) 중 몇 가지가 인슐린 저항성을 높인다.

1형 당뇨병이란?

POINT

● 생활 습관과는 무관하며 발병은 젊은 층에 많지만 고령에서도 발병할 수 있다.

● 주로 자가면역에 의해 베타세포가 파괴되는 것이 원인이다.

인슐린을 분비하는 세포가 손상되어 당뇨병이 나타난다

1형 당뇨병은 인슐린을 분비하는 **베타세포**가 어떠한 원인으로 손상되어 일어나는 당뇨병이다. 과식이나 운동부족 같은 나쁜 **생활 습관**과는 무관하며 사춘기 무렵까지 발병하는 경우가 많은 것이 특징이다. 한국에서는 1형 당뇨병 환자가 적어, 전체 당뇨병 환자의 5%도 되지 않는다.

1형 당뇨병은 면역기능에 이상이 생겨 자기 췌장의 베타세포를 공격해 버리는 것이 주된 원인이라고 할 수 있다. 이런 병을 **자가면역질환**이라고 한다. 또한 검사를 해도 **자가항체**(p.172)가 발견되지 않는 **특발성**(p.166) **1형 당뇨병**도 있다.

인슐린 주사는 필수

췌장 베타세포의 80~90%가 손상되면 고혈당 상태가 지속되며 다뇨, **구갈**, **다음** 같은 특유의 증상이 나타난다(p.48). 당을 이용하지 못하기 때문에 먹는 데도 살이 빠진다. 또는 갑자기 비정상적인 고혈당으로 인해 의식장애가 나타나기도 한다(p.54).

췌장에서 인슐린을 분비할 수 없어 투여해야 하는데 인슐린은 아미노산이 결합한 펩타이드로 내복하면 위에서 분해되기 때문에 매일 정해진 시간에 **피하주사**를 맞아야 한다(p.76). 혈당을 잘 조절하면 건강한 사람과 다름없이 생활할 수 있으며, 인슐린을 맞으면서 왕성하게 활동하는 운동선수도 많다.

 시험에 나오는 어구

1형 당뇨병
췌장의 랑게르한스섬 내에 있는 베타세포가 손상되어 인슐린이 분비되지 않게 되는 병. 생활 습관과는 무관해 젊은 층에 많지만 고령에서도 발병한다.

 키워드

자가면역질환
본래 외적을 공격해야 할 면역이 자기 자신의 조직을 공격해 버림으로써 생기는 병. 1형 당뇨병도 주로 자가면역이 원인이라고 할 수 있다.

구갈
목이 말라서 물을 마시고 싶어지는 현상. 요붕증이나 당뇨병에서는 비정상적인 구갈이 특징적인 증상이다.

다음
비정상적으로 물을 마시는 현상. 요붕증 등으로 인해 구갈이 생길 수 있는데 이외에도 스트레스 같은 심리적인 요인으로 수분을 과다 섭취하는 경우도 있다.

1형 당뇨병의 특징

1형 당뇨병은 과식이나 운동부족 등 생활 습관과는 무관하다. 한국인의 경우 전체 당뇨병 환자의 5% 이하다.

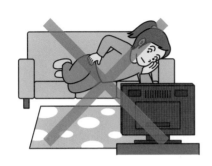

생활 습관과는 무관하다.

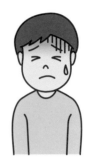

발병은 젊은 층에 많지만
고령에서도 발병한다.

자신의 세포

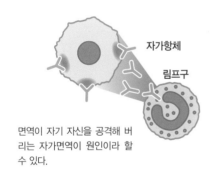

자가항체

림프구

면역이 자기 자신을 공격해 버
리는 자가면역이 원인이라 할
수 있다.

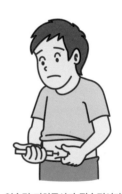

인슐린 피하주사가 필수적이다.

Athletics
Column

당뇨병이 있는 데도 최일선에서 활동하는 운동선수

　1형 당뇨병이라는 지병이 있는 데도 최일선에서 활동하는 유명선수는 축구나 야구, 풋볼 등의 프로
세계에 아주 많이 있다. 운동의 내용이나 운동량 등은 종목이나 그 선수의 포지션 등에 따라, 또는 경
기와 그 전후, 훈련기간과 휴식기간에 따라 크게 다르다. 그렇다면 인슐린 같은 당뇨약 선택이나 식사
하는 방법은 어떻게 해야 할까? 선수들은 의사나 트레이너 등과 함께 베스트 퍼포먼스를 위해 매일 노
력해야 할 것이다.

2형 당뇨병이란?

POINT

- 유전적 소인에 나쁜 생활 습관이 겹쳐 발병한다.
- 증상이 잘 나타나지 않아 발견이 늦어질 수도 있다.
- 식이요법이나 운동 혹은 약으로 혈당을 조절한다.

유전적 소인과 생활 습관이 발병과 관련이 있다

2형 당뇨병은 유전적 소인, 과식이나 운동부족과 같은 나쁜 생활 습관, 스트레스, 노화 등으로 인해 발병한다. 따라서 중장년에 많은 질병이지만 최근에는 젊은 층의 발병도 증가하고 있다. 한국인의 경우 전체 당뇨병 환자의 95% 이상이 2형 당뇨병이다.

유전적 소인이란 인슐린의 분비나 세포의 인슐린에 대한 감수성 유전자 중 어느 하나, 또는 여러 개에 문제가 있는 경우를 말한다. 가족 중 2형 당뇨병 환자가 있는 사람은 이 유전적 소인을 가지고 있을 가능성이 있다. 과식이나 운동부족은 **인슐린 저항성**(p.42)을 높인다. 과식은 고혈당을 부르고 스트레스는 혈당을 높인다. 이러한 나쁜 생활 습관을 배경으로 2형 당뇨병은 서서히 발병하여 진행되어 간다.

증상이 나타나지 않아 발견하기 쉽지 않다

2형 당뇨병은 서서히 진행되기 때문에 증상이 나타나지 않는 특징이 있다. 그 때문에 자신도 모르는 사이에 악화되어 중대한 **합병증**(p.54~63)이 나타나고 나서야 비로소 알게 되는 사람도 있다.

2형 당뇨병의 경우 인슐린은 어느 정도 계속 분비되므로 식사조절이나 운동 또는 혈당을 낮추는 약을 써서 혈당을 조절하면 건강한 사람과 다름없는 생활을 할 수 있다. 한편 혈당을 조절하지 않으면 서서히 합병증이 진행되어 삶의 질이 현저히 떨어지게 된다.

시험에 나오는 어구

2형 당뇨병
유전적 소인과 과식이나 운동부족 같은 나쁜 생활 습관, 스트레스나 노화 등이 겹쳐 발병하는 당뇨병. 중장년층에게 많지만 젊은층의 발병도 늘고 있다.

유전적 소인
어떤 병의 발병에 유전자의 문제가 관련되어 있는 것. 가족에게 해당 질병의 환자가 있다면 유전적 소인을 가지고 있을 가능성이 있다.

메모

스트레스로 인한 고혈당
스트레스를 받으면 교감신경이 작용한다. 교감신경은 스트레스에 대해 도피 혹은 투쟁하기 위해 에너지원이 되는 당을 간에서 방출시켜 혈당을 올린다. 또 만성 스트레스로 혈당 수치를 상승시키는 부신피질 호르몬(코티솔)도 분비된다.

2형 당뇨병의 발병 요인

2형 당뇨병은 유전적 소인에 나쁜 생활 습관이나 스트레스 등이 겹쳐 발병한다. 따라서 중장년 이후에 발병하는 경우가 많다.

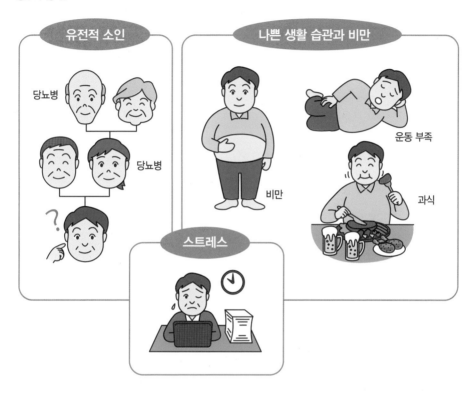

2형 당뇨병은 증상이 잘 나타나지 않는다

2형 당뇨병은 초기 단계에는 무증상인 경우도 많다. 자신도 모르는 사이에 진행되다가 합병증이 생기고 나서야 알게 되는 사람도 있다. 합병증이 생기면 삶의 질이 현저히 떨어진다.

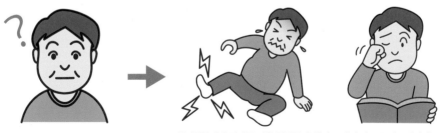

초기에는 무증상인
경우가 많다.

신경병증이나 망막증 같은 합병증이 생기고 나서 비로소 당뇨병이라는
사실을 알게 되는 사람도 있다.

당뇨병의 증상

POINT
- 초기 단계에서는 무증상인 경우가 많다.
- 심한 고혈당은 다뇨·구갈·다음이나 체중 감소를 부른다.
- 당뇨병이 진행되면 심각한 합병증이 생긴다.

혈당이 조금 높을 뿐 무증상

혈당이 조금 높을 때는 거의 무증상이라 당뇨병이 있어도 깨닫지 못한다. 하지만 혈당이 높은 상태가 지속되면 다뇨·구갈·다음 같은 특징적인 증상이나 체중 감소가 나타난다. 혈당이 지나치게 높으면 소변에 당이 누출되어 소변의 **삼투압**이 높아진다. 그러면 신장에서 소변을 만드는 과정에서 물을 끌어들여 소변량이 늘어난다(다뇨). 또한 많은 수분이 소변으로 **빠져** 나가 몸이 탈수 쪽으로 기울어 갈증이 나고(구갈), 많은 수분을 섭취한다. 당뇨병이 있으면 '물컵을 내려놓자마자 다시 마시고 싶다'고 표현할 정도로 구갈과 다음이 심하다.

합병증이 생기면 심각한 증상이 나타난다

당뇨병은 뚱뚱한 사람의 질병이라는 이미지가 있지만, 마른 유형의 사람에게도 발병한다. 또한 고혈당이 심한 경우에는 잘 먹어도 살이 **빠지는** 사람도 있다. 인슐린이 듣지 않아 혈당을 이용할 수 없고 지방이 파괴되기 때문이다. 당뇨병이 더 진행되면 다양한 합병증이 발생한다. 실명 가능성이 있는 **망막증**(p.56), 다쳐도 통증을 느끼지 못하는 **신경병증**(p.56), 신부전으로 **투석 치료**가 필요한 **신증**(p.58)을 당뇨병의 3대 합병증이라고 하고 이와 같은 당뇨병의 합병증을 **미세혈관 합병증**이라고도 한다. 또한 당뇨병은 전신 혈관에 **동맥경화**가 진행돼 **대혈관 합병증**로 불리는 **심근경색**이나 **뇌경색** 등을 일으킬 수 있다(p.60). 면역기능이 떨어져 각종 감염병에 걸리기 쉬운 것도(p.62) 당뇨병의 특징이다.

시험에 나오는 어구

당뇨병의 3대 합병증
당뇨병이 진행되면서 생기는 만성 합병증으로 망막증, 신경병증, 신증을 말한다. 합병증은 생활의 질을 현저하게 떨어뜨린다.

당뇨병의 특징적인 증상

당뇨병 초기 단계에서는 무증상인 경우가 많지만 다뇨·구갈·다음 등의 특징적인 증상이 나타나기도 한다.

다뇨·구갈·다음

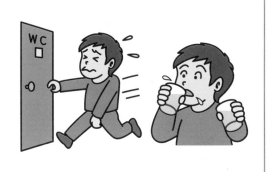

비정상적으로 목이 말라서 물을 많이 마신다.

체중 감소

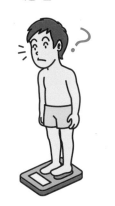

잘 먹는 데도 살이 빠진다.

당뇨병의 합병증

당뇨병이 진행되면 중대한 합병증을 일으킨다. 합병증은 삶의 질을 현저히 떨어뜨릴 뿐 아니라 생명에 지장을 줄 수도 있다.

미세혈관 합병증

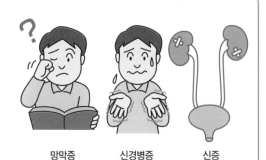

망막증 　　신경병증 　　신증

망막증에 걸리면 실명할 수 있다. 신경병증의 경우는 통증을 느끼지 못하거나 저린다. 신증이 진행되면 투석 치료가 필요하다.

대혈관 합병증

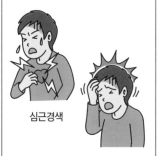

심근경색

뇌경색

동맥경화가 진행되면 생명에 지장을 주는 병이 생긴다.

당뇨병 검사

- 혈당 검사에는 수시혈당과 공복혈당이 있다.
- HbA1c는 최근 2~3개월의 혈당 평균치를 반영한다.
- 진단을 위해 혈당의 변화를 보는 포도당 부하시험이 필요할 수도 있다.

혈당 검사로 채혈 시 상태를 알 수 있다

당뇨병 검사에는 혈당, 혈당의 변화, 만성적으로 **고혈당** 상태인지를 알아보는 것이 있다.

기본적으로는 채혈을 하여 혈당을 측정하는 검사를 한다. 음식물 섭취와 관계없이 측정한것을 **수시혈당**이라고 한다. 이 수시혈당은 검사 전 섭취한 음식물에 영향을 받지만 일정 이상의 수치(200mg/dℓ 이상)가 나온 경우는 당뇨병일 가능성이 높다고 진단한다.

식사를 하고 나서 12시간 이상 지난 후에 측정한 혈당을 **공복혈당**이라 하는데, 공복혈당이 126mg/dℓ 이상이면 당뇨병일 가능성이 높다.

고혈당 상태가 지속되었는지 알아보는 검사

이와 같은 혈당 검사로 채혈했을 때의 상태는 알 수 있지만 고혈당 상태가 계속되었지는 알 수 없다. 이런 경우가 당화 혈색소(HbA1c) 검사를 한다. HbA1c는 적혈구의 **헤모글로빈**과 **포도당**이 결합한 것으로 고혈당 상태가 지속되면 헤모글로빈 안에 당과 결합하는 것이 나온다. 그러므로 HbA1c 수치가 높은 경우는 최근 1~2개월 동안 높은 혈당 상태가 지속되었을 것으로 추측할 수 있다.

다른 검사에서 당뇨병이 의심되는 경우에는 포도당을 마시고 그 후의 혈당 변화를 알아보는 **포도당 부하시험**을 한다. 2형 당뇨병 초기라면 공복 시 혈당은 정상이고 식후에만 고혈당인 경우도 많으므로 일정량의 당을 투여하여 식후 혈당을 알아볼 필요가 있다.

수시혈당
음식물 섭취와 관계없이 측정한 혈당. 검사 직전 음식을 먹으면 혈당이 높게 나올 수 있지만, 정상이라면 극단적인 고혈당은 나오지 않는다.

공복혈당
식사하고 나서 12시간 이상 지난 후에 검사하는 것이 기본. 일반적으로 검사 전날 저녁을 21시경까지 마치고 이후는 물만 마시고 다음날 아침에 채혈해 확인한다.

당화 혈색소 검사
당과 결합한 헤모글로빈의 비율. 최근 2~3개월간 혈당의 평균치를 반영한다.

포도당 부하시험
공복시 혈당을 측정 후 75g의 글루코스 액을 마시고 30분, 1시간, 2시간 후의 혈당을 확인한다.

요당 검사
당뇨병을 발견하는 계기가 될 수 있다. 다만 건강한 사람이 양성이거나 당뇨병 환자가 음성으로 나타날 수 있어 당뇨병 진단에는 사용하지 않는다.

당화 혈색소(HbA1c) 검사

적혈구 속 헤모글로빈 안에 글루코스와 결합해 있는 것이 얼마나 되는지 알아보는 검사다. 이 수치가 높은 경우는 고혈당 상태가 지속됐을 것으로 추측할 수 있다.

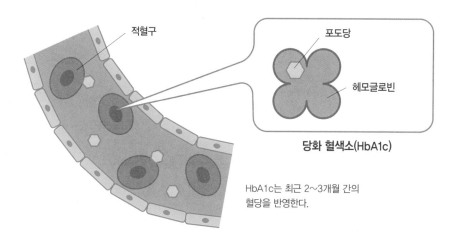

적혈구

포도당

헤모글로빈

당화 혈색소(HbA1c)

HbA1c는 최근 2~3개월 간의 혈당을 반영한다.

포도당 부하시험(75g 경구 포도당 부하시험)

공복 상태에서 일정량의 당을 투여하여 혈당의 변화를 알아보는 검사다. 공복혈당이 정상이라도 이 검사에서 높은 수치가 나온다면 식후에 혈당이 오르기 쉬운 유형의 당뇨병을 의심할 수 있다.

당을 부하하여 혈당의 변화를 알아보는 검사

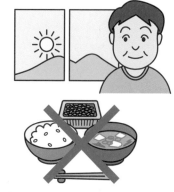

전날 저녁 식사 이후에는 물만 마시고 아침 식사는 하지 않는다.

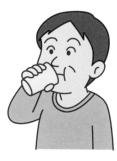

포도당 75g 녹인 것을 마신다.

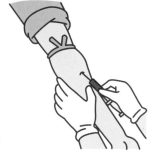

정해진 시간에 채혈하여 혈당의 변화를 알아본다.

당뇨병의 진단 기준

- 혈당 수치와 HbA1c로 당뇨병인지 아닌지를 진단한다.
- 가능한 한 1회 내원으로 진단할 수 있도록 설정되어 있다.
- 당뇨병 전단계인 경우는 예방에 힘쓰는 것이 중요하다.

진단의 기본 기준은 혈당 수치와 HbA1c

당뇨병의 진단 기준은 일본당뇨병학회가 정해 놓았다. 당뇨병은 혈당 수치와 HbA1c, 그리고 당뇨병 증상의 유무 등을 종합하여 진단한다. 이 신단 기준의 특징은 가능한 한 1회의 진찰로 판단한다는 점이다.

공복혈당 126mg/dℓ 이상, **포도당 부하시험**(OGTT)의 2시간 값 200mg/dℓ 이상, 수시혈당 200mg/dℓ 이상 중 어느 하나에 해당하는 경우와 HbA1c 6.5% 이상인 경우를 **당뇨병**이라고 한다. 혈당과 HbA1c가 모두 합당한 수치라면 당뇨병으로 진단한다.

혈당만 높고 HbA1c가 정상일 경우 다뇨·구갈·다음, 체중 감소와 같은 전형적인 증상(p.48)이나 합병증인 망막증(p.56)을 동반하면 당뇨병으로 진단한다.

혈당이 모두 정상이고, HbA1c만 높을 경우에는 1개월 이내에 다시 검사하여 판단한다.

당뇨병도 정상도 아닌 당뇨병 전단계

공복혈당은 100mg/dℓ 미만이고, 포도당 부하시험 2시간 값은 140mg/dℓ 미만이 정상이다. 그리고 공복혈당 110 이상 126mg/dℓ 미만과 포도당 부하시험 2시간 값 140mg/dℓ 이상, 200mg/dℓ 미만의 범위를 **당뇨병 전단계**라고 한다. 당뇨병 전단계는 당뇨병이 될 위험이 높으므로 의사의 지도하에 **생활 습관**을 개선하고 예방에 힘쓰는 것이 중요하다.

시험에 나오는 어구

당뇨병형
혈당(수시혈당, 공복혈당, 포도당 부하시험의 2시간 값 중 하나)나 HbA1c의 수치가 높은 것으로 판단한다.

당뇨병 전단계
혈당이 당뇨병보다 낮고 정상보다 높은 범위에 있는 경우 당뇨병이 될 위험성이 높다.

한국당뇨병학회의 당뇨병 진단 기준

당뇨병 진단은 아래와 같은 흐름으로 진행한다.

당뇨병: 혈당(공복 시 126mg/dℓ, OGTT*2시간 값 200mg/dℓ, 수시 200mg/dℓ 중 어느 하나)
HbA1c≥6.5%

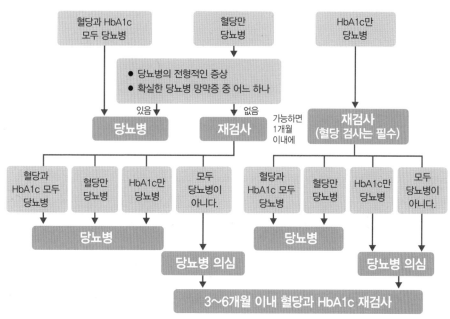

* OGTT : 75g 경구 포도당 부하시험
출처: 당뇨병 치료 가이드 2020–2021

당뇨병과 정상 사이의 당뇨병 전단계

공복 혈당이나 포도당 부하시험 결과가 높아 당뇨병 전단계인 경우 당뇨병이 발병하지 않도록 생활 습관을 개선하는 것이 중요하다.

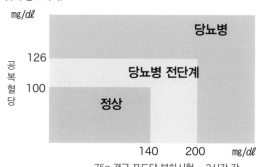

당뇨병 전단계는 당뇨병은 아니지만 당뇨병이 될 위험성이 높다.

출처: 당뇨병 치료 가이드 2020–2021

당뇨병의
합병증 ① 급성 합병증

POINT
- 급성 합병증에는 극단적인 혈당 이상으로 인한 의식장애가 있다.
- 극단적인 고혈당의 경우 당뇨병성 케톤산증이 일어난다.
- 극단적인 저혈당은 뇌에 장애를 남기기도 한다.

아픈 날에는 더욱 주의한다

당뇨병의 급성 합병증은 인체 내의 혈당이 지나치게 높거나 지나치게 낮아서 생기는 합병증으로 의식장애를 일으키거나 혼수상태에 빠지기도 한다. 극단적인 고혈당을 동반하는 **당뇨병성 혼수**에는 당뇨병성 케톤산증(당뇨성 케토아시도시스)과 고삼투압 고혈당증후군이 있다. **당뇨병성 케톤산증**은 1형 당뇨병 환자에게, **고삼투압 고혈당증후군**은 2형 당뇨병 고령자에게 일어나기 쉽다. 급성 합병증은 몸 상태가 좋지 않거나 식사를 못하는 아픈 날, 당뇨병 환자 스스로 인슐린을 끊었을 때 발생한다.

당뇨병성 케톤산증은 인슐린 공급을 잊거나 감염 등으로 당을 이용하지 못해 대신 지질을 이용했을 때 **대사 산물인 케톤체**가 늘어나기 때문에 발생한다. 고삼투압 고혈당증후군은 감염병에 걸리거나 탈수 증상에 빠졌을 때 발생한다. 이 상태가 되면 고혈당과 혈액의 삼투압이 상승하여 다뇨 증상을 보이며, 고도의 탈수에 이르기도 한다.

극단적인 저혈당은 뇌에 장애를 남긴다

극단적인 저혈당으로 인해 생기는 **의식장애**는 혈당강하제나 인슐린을 너무 많이 투여했을 때 일어난다. 혈당을 낮추는 약을 투여한 후 식사를 하지 못하거나 운동을 너무 많이 하거나 과도하게 술을 마셨을 때도 일어난다. 혈당이 떨어져 $30 mg/d\ell$ 이하에서 혼수상태에 빠진다. 당뇨병 환자에게 의식장애가 일어났을 때는 고혈당인지 저혈당인지 구별할 필요가 있다. 극단적인 저혈당은 뇌에 장애를 남길 수 있으므로 혈당 측정이 어렵더라도 저혈당을 의심해 포도당을 보충하는 것이 좋다.

시험에 나오는 어구

당뇨병성 혼수
주로 극단적인 고혈당이 되면서 일어나는 의식장애로 당뇨병성 케톤산증과 고삼투압 고혈당증후군이 있다. 저혈당으로 인해 혼수가 일어나기도 한다.

당뇨병성 케톤산증
심한 고혈당이 되었을 때 당 대신에 지질을 이용해 대사 산물인 케톤체가 늘어나고, 산증이 되어 의식장애가 생긴다.

고삼투압 고혈당증후군
인슐린의 부족으로 혈중 포도당 수치가 급격히 올라가 혈중 삼투압이 급격히 상승하면 소변량이 급증하고 탈수 증세가 나타나는 질환이다. 탈수가 심하면 뇌 신경계에 이상이 생겨 혼수상태에 빠지기도 한다.

아픈 날
당뇨병 치료 중에 발열, 설사, 구토를 하거나 식욕부진으로 식사를 하지 못하는 상태를 일컫는다. 이때는 혈당이 쉽게 오르기 때문에 주의해야 한다.

메모

산증(아시도시스)
본래 인체는 약알칼리성이지만, 어떠한 원인으로 산성에 치우치기 쉬운 상태를 말한다.

극단적인 고혈당으로 인해 일어나는 당뇨병 혼수

고혈당을 동반한 당뇨병성 혼수에는 당뇨병성 케톤산증과 고삼투압 고혈당증후군이 있다. 당뇨병성 케톤산증은 1형 당뇨병 환자에게 일어나기 쉽고, 고삼투압 고혈당증후군은 2형 당뇨병 고령자에게 일어나기 쉽다.

당뇨병성 케톤산증

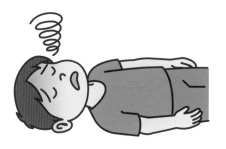

- 1형 당뇨병 환자에게 많다.
- 인슐린 결핍으로 당을 이용할 수 없어 지질을 사용하면 대사 산물인 케톤체가 증가한다.
- 식욕 부진 시에 자기 판단으로 인슐린을 맞지 않았을 때 일어나기도 한다.

고삼투압 고혈당증후군

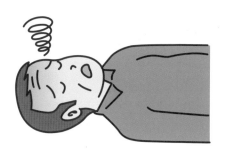

- 2형 당뇨병 고령자에게 많다.
- 감염이나 탈수 등이 계기가 된다.
- 고혈당, 혈액의 삼투압 상승, 삼투압 이뇨 등으로 인해 고도의 탈수에 이른다.

극단적인 저혈당으로 인한 당뇨병성 혼수

인슐린 등의 약을 쓰는 당뇨병 환자가 식사를 하지 못한 경우 극단적인 저혈당에 빠져 혼수상태에 이르기도 한다.

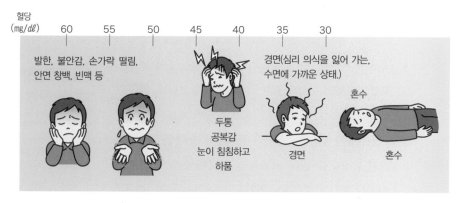

저혈당 증상
- 인슐린이나 경구혈당 강하제를 쓰는 데도 먹지 못했을 때, 과격한 운동을 했을 때나 알코올을 과음했을 때 발생하기 쉽다.
- 비정상적인 저혈당은 뇌에 장애를 남길 수 있다.

당뇨병의 합병증② 신경병증, 망막병증

POINT
- 신경병증은 신경세포의 대사장애로 일어난다.
- 신경병증은 감각신경이나 자율신경 등 모든 신경에 일어난다.
- 만성적인 고혈당은 망막의 혈관을 손상시켜 망막증을 일으킨다.

통증을 느끼지 못해 상처나 병을 눈치채지 못하기도

고혈당 상태가 지속되면 신경세포에 대사장애가 일어나고, 신경계에 산소나 영양을 보내는 혈관이 손상되어 **신경병증**이 일어난다. 이것도 **당뇨병성 미세혈관 합병증**의 하나이다. 온몸의 신경에 장애가 일어나는 것이므로 증상은 매우 다양하다. 감각 신경장애는 대부분 발끝에서 시작하여 서서히 위로, 말단에서 중추로 퍼진다. 처음에는 저림이나 통증을 느끼지만 진행되면 감각이 없어진다. 발가락에 상처가 있는 줄 모르고 방치하면 조직이 죽어버리는 괴저에 이를 수도 있다. 자율신경에 장애가 오면 어지러움이나 변비·설사, 발한 이상 등의 증상이 나타난다. 또한 협심증이 일어나도 가슴 통증을 느끼지 못하기 때문에 악화되어 갑자기 심근경색으로 쓰러질 수도 있다.

망막증은 조기에는 무증상이지만 실명할 수도

당뇨병으로 혈당이 높은 상태가 계속되면 7~8년 후에 눈의 망막에 이상이 생긴다. **당뇨병 망막증**도 당뇨병성 미세혈관 합병증의 하나이다.

망막증은 고혈당 상태가 지속돼 혈관이 손상되어 발생한다. 망막 출혈, 모세혈관의 미세동맥류, 모세혈관의 폐색과 망막 허혈 등이 생긴다. 진행되면 망막에 비정상적인 혈관이 증식하여 망막 출혈이나 **망막 박리**를 일으켜 실명할 수 있다. 사물을 보기 위한 중심부분인 망막의 **황반부**에 이상이 생기면 일찍부터 자각증상이 나타나지만, 대부분은 무증상인 채로 진행돼 깨달았을 때는 상당히 중증이 되어 있는 경우도 적지 않다.

시험에 나오는 어구

신경병증
당뇨병 신경병증. 고혈당으로 신경세포와 혈관이 손상돼 온몸의 신경에 장애가 생긴다. 통증은 느끼지 못하지만 어지러움 등 다양한 증상이 나타난다.

당뇨병 망막증
당뇨병이 진행되면서 일어나는 합병증의 하나. 망막의 혈관에 이상이 생겨 비문증, 시야 이상, 시력 장애 등이 나타나고 악화되면 실명할 수 있다.

키워드

당뇨병성 미세혈관 합병증
당뇨병의 진행에 따라 생기는 당뇨병 특유의 합병증으로 신경병증, 망막증, 신증 3가지가 있다.

메모

합병증이 생기는 순서
일반적으로는 병증이 일어나고 이어 망막증, 신증이 발병하는 경우가 많다. 당뇨병 합병증은 혈당 조절에 따라 상태가 달라진다.

당뇨병 신경병증

당뇨병 발병 후 5년 이내에 나타나기도 한다. 감각신경에 장애가 생기면 통증을 느끼지 못하는 등의 감각장애가 일어나고, 자율신경에 장애가 생기면 어지러움이나 변통 이상, 발한 이상, 발기장애 등이 일어난다.

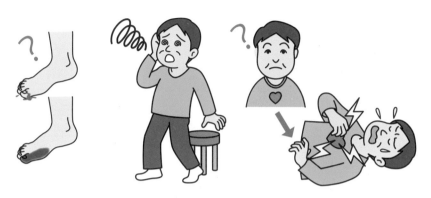

감각장애로 인해 상처난 것도 모르고 있다가 악화되어 괴저가 생긴다.

자율신경장애로 어지러움이나 변비·이질 등이 생긴다.

협심증이나 심근경색의 통증을 느끼지 못하고 돌연사에 이를 수도 있다.

당뇨병 망막병증

당뇨병 발병 후 7~8년 정도 후에 나타나는 일이 많다. 망막장애가 광범위하거나 황반부에 나타나지 않으면 자각 증상이 없다. 시력 이상을 알아차렸을 때는 상당히 진행된 상태일 수 있다.

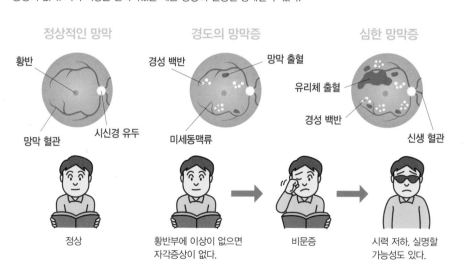

정상적인 망막

황반
망막 혈관
시신경 유두

경도의 망막증

경성 백반
망막 출혈
미세동맥류

심한 망막증

유리체 출혈
경성 백반
신생 혈관

정상

황반부에 이상이 없으면 자각증상이 없다.

비문증

시력 저하, 실명할 가능성도 있다.

당뇨병의 합병증 ③ 신증

POINT
- 신소체의 사구체를 구성하는 가는 혈관이 손상되는 질병이다.
- 진행되면 신부전에 이르러 인공투석을 해야 한다.
- 조기에 발견해 치료하면 신기능이 회복될 수 있다.

소변을 만드는 신소체의 가는 혈관이 손상된다

당뇨병성 신증은 고혈당 상태가 지속되면서 모세혈관 등이 손상되어 신장의 기능이 저하되는 병으로 **당뇨병성 미세혈관 합병증**의 하나이다.

신장은 혈액을 여과시켜 필요 없는 것을 소변으로 버리는 작용을 하는 장기이다. 소변을 만드는 장치의 중심 역할을 담당하는 **신소체**는 실꾸리처럼 가는 모세혈관이 칭칭 감겨 있는 **사구체**와 그것을 감싸고 있는 **보먼주머니**(Bowmans capsule)로 되어 있다. 그런데 당뇨병으로 인해 혈관이 손상되면 이 사구체의 구조와 기능에 이상이 생긴다.

신증은 당뇨병 발병 후 10~15년 정도 지나면 나타나고, 당뇨병 환자의 20~40% 정도가 발병한다.

진행되면 투석을 해야 한다

신증 초기에는 무증상이지만 머지않아 **소변 단백질**이 보이게 된다. 진행되면 부종, 전신 권태감, **빈혈**과 같은 증상이 나타나고 최종적으로는 **신부전** 상태에 이르게 된다. 신부전이 되면 **투석요법과 신장이식** 등의 치료가 필요하게 된다. 현재 투석 치료를 시작하는 사람의 원인 질환 1위가 당뇨병성 신증이다.

신증도 초기 단계에서 발견하여 적절한 치료를 하면 신부전으로 진행되는 것을 막을 수 있다. 초기 신증은 일반 건강검진에서 하는 소변검사로는 발견하기 어려워 미량의 **알부민**(미세알부민, 단백질의 일종)을 확인하는 검사로 알아내는 경우가 많다.

시험에 나오는 어구

당뇨병성 신증
당뇨병의 합병증 중 하나로 신장의 신소체를 구성하는 사구체의 혈관이 손상되어 신기능이 저하되는 병이다. 진행되면 신부전에 이르러 투석 치료를 해야 한다.

키워드

신소체
신장에서 소변을 만드는 장치의 일부. 실꾸리처럼 가는 모세혈관이 칭칭 감겨 있는 사구체와 이를 감싸는 보먼주머니로 되어 있다.

투석요법
손상된 신장의 기능을 대체하는 방법. 투석요법에는 혈액을 기계로 걸러 몸속에 다시 넣는 혈액투석이 있고, 복막을 통해 노폐물이나 여분의 물 등을 버리는 복막투석이 있다.

알부민
단백질의 일종으로 혈장 속에 많이 존재한다. 혈장의 삼투압을 유지하고 미네랄과 호르몬, 약 등을 운반하는 작용을 한다. 소변 속 미량의 알부민은 초기 신증을 발견하는 데 도움이 된다.

신장의 신소체에 장애가 생긴다

신장에서 소변을 만드는 장치인 신소체는 실꾸리처럼 가는 모세혈관이 칭칭 감겨 있는 사구체와 이를 감싸고 있는 보먼주머니로 되어 있다. 당뇨병으로 인해 이 사구체의 혈관이 손상되면 신장의 기능이 저하된다.

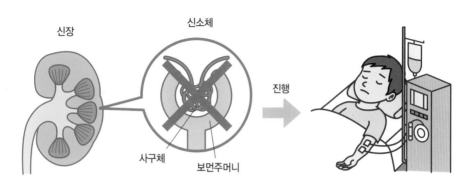

신장　　　　　신소체

진행

사구체　　　보먼주머니

신소체를 구성하는 사구체의 모세혈관이 손상되면 신장의 기능이 저하된다.

진행되면 신장의 기능이 현저히 떨어져 신부전이 되기 때문에 투석을 해야 한다.

당뇨병성 신증의 진행과 증상

신증 초기에는 자각증상이 없으나 소변검사를 해보면 미량의 알부민(미세알부민)을 발견할 수 있다. 이 단계에서 적절한 치료를 시작하면 신장 기능이 회복될 수도 있다.

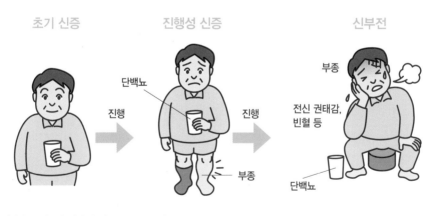

초기 신증　　　　　진행성 신증　　　　　신부전

단백뇨

진행　　　　　진행

부종

부종

전신 권태감, 빈혈 등

단백뇨

소변검사를 해보면 미량의 알부민을 발견할 수 있다. 자각증상은 거의 없다.

소변검사를 해보면 단백뇨가 나온다. 부종이 나타나기도 한다.

단백뇨나 부종 외에도 전신 권태감, 빈혈 등의 증상이 나타난다.

당뇨병의
합병증 ④ 대혈관 합병증

POINT

● 당뇨병이 있으면 동맥에 죽상동맥경화가 일어나기 쉽다.
● 이상지질혈증이나 고혈압 등은 동맥경화를 더욱 악화시킨다.
● 뇌경색이나 심근경색, 하지의 말초동맥질환 등이 발병한다.

고혈당과 이상지질혈증에 따른 대혈관 합병증

당뇨병으로 고혈당 상태가 지속되면 모세혈관 같은 가는 혈관뿐만 아니라 비교적 큰 혈관에도 이상이 나타난다. 당뇨병 환자는 일반인보다 **죽상동맥경화**가 진행되기 쉬운 것으로 알려져 있다. 또한 당뇨병 환자는 내장지방형 비만이나 고혈압, 이상지질혈증 등을 동반하는 경우가 많으며, 이들도 동맥경화를 촉진하는 요인이 된다. 당뇨병에 따른 대혈관의 동맥경화는 당뇨병이 발병하기 전의 **당뇨병 전단계**(p.52) 무렵부터 시작되었을 것으로 보인다. 동맥경화는 특히 **식후 고혈당**과 관계가 있다.

죽상동맥경화란

죽상동맥경화란 혈관벽의 가장 안쪽 층 속에 콜레스테롤 등의 걸쭉한 것(죽 같은 것)이 쌓이는 것으로 **아테롬성동맥경화**라고도 한다. 혈관 내강에 얼룩 모양의 플라크(아테롬)가 생겨 플라크가 자라거나 파열되면 혈류가 줄고, 끊어지면 증상이 발생한다. 그 증상이 뇌에 일어나면 뇌경색, 심장의 관상 동맥에 일어나면 심근경색이 되는데, 생명에 지장을 줄 수도 있다.

하지동맥에 죽상동맥경화가 일어나는 것을 **말초동맥질환**이라고 한다. 하지로 가는 혈류가 불충분하나 안정 시에는 아무런 문제가 생기지 않는다. 하지만 걷다 보면 하지통증이 생겨 걸을 수 없게 되고, 잠시 쉬면 통증이 줄어드는 **간헐성 파행**이라고 불리는 증상이 나타난다. 진행되면 괴저나 하지 절단에 이를 수도 있다.

시험에 나오는 어구

죽상동맥경화
아테롬성동맥경화 혹은 아테롬경화라고도 한다. 혈관벽 맨 안쪽 층 속에 콜레스테롤 등 걸쭉한 것들이 쌓여 동맥이 단단해진다. 진행되면 혈관 내막이 가늘어진다.

말초동맥질환
하지의 굵은 동맥에 동맥경화가 진행되어 하지로 가는 혈류가 나빠진다. 간헐성 파행 증상이 나타난다.

간헐성 파행
말초동맥질환이 있을 때 나타나는 증상. 운동으로 근육의 산소 수요가 높아지면 혈류가 부족하기 때문에 근육에 통증이 생겨 걸을 수 없게 된다. 쉬면 통증이 사라지고 걸을 수 있게 된다.

메모

당뇨병 환자의 심근경색
당뇨병 환자는 심근경색 발병률이 일반인의 2~4배이고, 재발률도 2배 이상이라는 데이터가 있다.

죽상동맥경화

당뇨병이나 고혈압, 이상지질혈증 등에 의해 동맥벽 안쪽 층 속에 플라크가 쌓이면 동맥경화가 진행된다. 혈전이 막히면 생명에 지장이 있는 병이 발병하기도 한다.

건강한 혈관(단면도)	동맥경화를 일으킨 혈관(단면도)

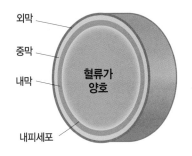

외막
중막
내막
혈류가 양호
내피세포

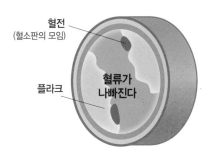

혈전
(혈소판의 모임)
혈류가 나빠진다
플라크

건강한 동맥은 내강이 충분히 넓고 부드러우며 혈류가 좋다.

혈관 내막 속에 지질이나 백혈구 같은 걸쭉한 플라크가 쌓이면 내강이 좁아진다. 플라크가 파열되면 심근경색이나 뇌경색이 일어난다.

당뇨병성 대혈관 합병증으로 일어날 수 있는 병

당뇨병으로 인해 비교적 큰 동맥에 동맥경화가 진행되면 뇌경색이나 심근경색 등을 일으킨다. 당뇨병이 있으면 심근경색 등의 발병률이 높아진다.

뇌경색

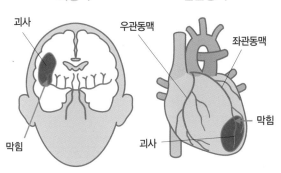

괴사
우관동맥
좌관동맥
막힘
괴사
막힘

심근경색

말초동맥질환

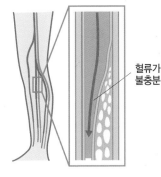

혈류가 불충분

뇌의 동맥에 동맥경화가 생기고 혈전 등이 막히면 뇌경색이 된다.

심장의 관상동맥에 동맥경화가 생기고 혈전 등이 막히면 심근경색이 된다.

하지동맥에 동맥경화가 진행되면서 혈류가 나빠지면 간헐성 파행 증상이 나타난다.

당뇨병의 합병증 ⑤ 감염 취약 상태, 당뇨병성 족부질환

POINT
- 당뇨병으로 인해 면역기능이 떨어지면 감염되기 쉽다.
- 신경병증 또는 혈류장애가 겹치면 족부질환을 일으키기 쉽다.
- 작은 상처가 중증화하면 괴저가 일어날 수 있다.

감염되기 쉽고 감염증이 잘 낫지 않는다

당뇨병에 걸리면 면역기능이 저하되어 바이러스나 세균에 감염되기 쉽다. 그 상태를 **감염 취약 상태**라고 한다.

고혈당 상태가 계속되면 백혈구의 한 유형인 **호중구**의 기능이 저하된다. 호중구는 상처 등에 세균이 침입하면 달려들어 세균을 먹어 죽이는 **탐식작용**을 하는데, 이 기능이 나쁘면 감염되기 쉬운 상태로 바뀐다. 또한 당뇨병으로 생기는 혈관장애나 신경장애도 호중구뿐만 아니라 면역기능 자체를 떨어뜨리는 요인이 된다.

이감염성이 높은 사람은 건강한 사람이라면 감염되지 않을 것에도 쉽게 감염되고 또 잘 낫지도 않는다. 당뇨병이 있는 사람은 폐렴이나 폐결핵, **요로감염증**, 치주질환 등도 발생하기 쉽다.

발의 병변에는 세심한 주의가 필요하다

당뇨병이 진행되어 신경장애와 혈류장애가 맞물리면 발뒤꿈치가 쉽게 까지고, 무좀이나 발가락 변형, **내향성 발톱**(함입 발톱), 균열, 궤양, 괴저 등 다양한 병변이 일어난다. 이런 증상을 통틀어 **당뇨병성 족부질환**이라고 한다.

특히 괴저는 심각하다. 당뇨병 신경장애로 인해 다리의 작은 상처를 깨닫지 못하면 감염 등으로 급속히 악화되어 조직이 괴사해 버릴 수 있다. 피부 조직이 죽어 궤양이 되고, 심부 조직까지 죽어서 새까맣게 된다. 이것이 괴저이다. 괴저를 그대로 두면 병소가 퍼져 죽은 조직을 절제해야 한다. 중증이 되면 다리를 절단할 수밖에 없는 경우도 있다.

시험에 나오는 어구

감염 취약 상태
감염이 되기 쉬운 몸의 상태를 말한다. 면역기능 저하 등으로 저항력이 약해지면 세균성이나 바이러스성 감염병에 걸리기 쉽다.

괴저
혈류장애나 감염 등으로 인해 피부나 피하 조직이 죽어 새까맣게 되는 것을 말한다. 당뇨병으로 다리 괴저가 일어나면 다리를 절단할 수도 있다.

키워드

호중구
백혈구의 일종. 세포 내에 과립을 가지고 있는 과립구 중 가장 수가 많다. 상처에 세균이 침입하면 호중구가 가장 먼저 달려들어 탐식한다. 상처 부위에 생기는 고름 중 대다수가 죽은 호중구라 할 수 있다.

탐식
침입한 세균이나 바이러스 등 외적을 먹어 치우는 백혈구의 기능. 호중구 외에도 매크로퍼지 등에 이런 기능이 있다.

세균이나 바이러스에 감염되기 쉽다

면역기능이 떨어져 세균이나 바이러스에 쉽게 감염되는 상태를 감염 취약 상태라고 한다.

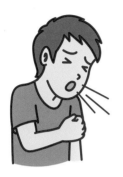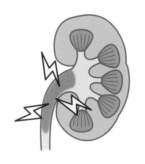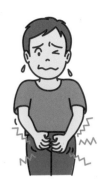

당뇨병 환자는 감염 취약 상태에 노출되어 있다. 건강한 사람은 잘 감염되지 않는 세균이나 바이러스에 잘 감염되고 쉽게 낫지도 않는다. 폐렴, 방광염, 신우신염, 칸디다증, 치주염 등도 발생하기 쉽다.

족부질환을 일으키기 쉽고 괴저로 절단까지

감역 취약 상태에 신경장애나 혈류장애가 겹치면 족부질환을 일으키기 쉽다. 악화되면 괴저를 일으켜 절단해야 할 수도 있다. 당뇨병을 앓고 있다면 매일 발을 잘 관찰하고 청결하게 유지하는 것이 중요하다.

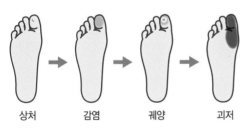

상처 → 감염 → 궤양 → 괴저

작은 상처를 깨닫지 못한 상태에서 감염이 되면 궤양에서 괴저에 이르고, 절단해야 하는 상황이 될 수 있다.

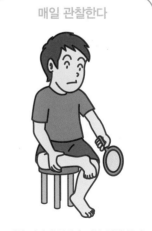

매일 관찰한다

매일 다리에 상처나 피부 변색 등이 없는지 잘 관찰하여 초기에 발견하는 것이 중요하다.

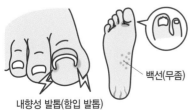

내향성 발톱(함입 발톱)

백선(무좀)

건조나 균열, 굳은살(못), 발가락 변형 등이 일어날 수도 있다.

당뇨병 치료의 기본

POINT
- 조기에 혈당을 조절하는 것이 무엇보다 중요하다.
- 환자에 맞추어 식이요법과 운동요법, 약물요법을 병행한다.
- 병세나 연령에 따라 HbA1c값을 정한다.

식이요법, 운동요법, 약물요법을 병행한다

현재로서 당뇨병을 완치하기란 어렵다. 그래서 혈당을 일정한 범위 내로 유지하면서 다양한 합병증 발생을 방지하는 것이 당뇨병 치료의 기본이다. 즉, **혈당을 잘 조절해** 합병증 발생을 막으면 건강한 사람과 동등한 삶의 질과 수명을 얻을 수 있다.

혈당을 조절하는 방법에는 **식이요법, 운동요법, 약물요법**이 있는데, 당뇨병의 종류와 증상, 다른 지병의 유무, **생활 습관** 등을 고려해 환자 개개인에게 맞는 최적의 치료법을 찾으면 된다.

혈당 조절 목표는 증상 등에 따라 당화 혈색소(glycated hemoglobin, HbA1c) 수치로 정한다(다음 페이지 표). 65세 이상 고령자의 경우는 인지 기능 등을 고려해 목표를 다소 완화해 설정하는 것이 좋다.

1형 당뇨병과 2형 당뇨병은 치료하는 방법이 다르다

1형 당뇨병은 체내에서 **인슐린을 생성하지** 못하기 때문에 필수적으로 **인슐린을 투여**(p.76)하고 식이요법과 운동요법을 조합하여 체내 인슐린 농도를 적정 수치로 유지하는 치료를 해야 한다.

2형 당뇨병은 췌장에서 인슐린이 분비되지만 몸의 인슐린 저항성이 커져 제 기능을 하지 못하거나 분비 양이 적어 발생하므로 반드시 인슐린 투여가 필수는 아니다. 가벼운 정도면 식이요법과 운동요법으로 조절하고 혈당이 높을 때는 **경구혈당강하제**를 쓴다. 그래도 조절이 어려워 자체 인슐린 분비가 불충분하면 2형 당뇨병에서도 인슐린을 투여한다. 식후 혈당 저하를 위해 GLP-1 주사도 투여한다.

치료의 기본은 혈당 조절

당뇨병을 완치하는 치료법은 없다. 당뇨병 치료의 기본은 혈당을 양호한 상태로 조절해 합병증을 막는 데 있다.

목표 수치

목표	혈당 정상화	합병증 예방	치료 강화가 어려울 때
HbA1c(%)	6.0 미만	6.5 미만	8.0 미만

환자의 상태나 나이, 생활 습관 등에 따라 HbA1c의 목표를 정하고 식이요법, 운동요법, 약물요법을 실천한다. 합병증을 예방하려면 HbA1c가 6.5 미만이 되어야 한다. 65세 이상 고령자는 이 목표를 보다 높여 설정한다.

식이요법, 운동요법, 약물요법을 조합한다

환자의 상태나 생활 습관 등에 맞춰 식이요법, 운동요법, 약물요법을 조합해 최적의 치료를 한다.

식이요법

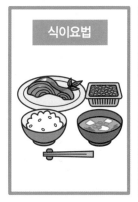

운동요법

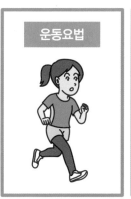

약물요법

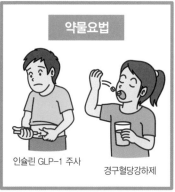

인슐린 GLP-1 주사

경구혈당강하제

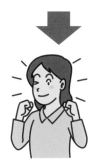

적절한 치료를 하면 건강한 사람과 똑같은 삶의 질과 수명을 기대할 수 있다.

당뇨병의 식이요법

POINT

- 혈당 상승을 막고 적정 체중을 유지하는 것이 목적이다.
- 식이요법은 고혈압이나 이상지질혈증을 개선하는 데도 필요하다.
- 의사나 영양사의 지시에 따라서 음식을 섭취해야 한다.

적정한 에너지량으로 균형 있게

당뇨병 환자가 **식이요법**을 하는 주된 목적은 다음과 같다. 고혈당이 되지 않도록 하는 것, 비만을 개선하여 적정 체중을 유지하는 것, 합병증을 일으키는 고혈압이나 **이상지질혈증**(p.90)을 개선하는 것 등이다. 이를 위해서는 적정한 **섭취 에너지량**을 유지하고 균형 잡힌 식사를 해야 한다. 먹는 양을 자제해야 할 식품이나 식단이 있지만 먹지 말아야 할 음식이 있는 것은 아니다.

적정 섭취 에너지량은 신장으로 산출한 **목표 체중**과 그 사람의 **신체활동량**을 토대로 산출한다. 기본적으로 하루 섭취 에너지의 50~60%는 당질, 20~30%는 단백질, 나머지는 지질을 섭취한다. 물론 당뇨병 자체의 증상이나 당뇨병 합병증의 유무, 고혈압 등이 있는지에 따라 가감할 필요가 있다. 그러므로 주치의의 지시에 따르는 것이 중요하다.

고르는 법 먹는 방법을 생각해야

당질은 식후 급격하게 혈당이 상승할 수 있으므로 **단당류**나 **이당류**는 적게 먹고 밥이나 빵 같은 곡물로 섭취하는 것이 좋다. 식이섬유는 식후 혈당 상승을 완만하게 하고 **혈중지질**을 개선하는 효과를 기대할 수 있으므로 야채와 버섯, 해초 등 식이섬유가 많이 함유된 식품을 충분히 섭취하도록 한다. 곡물도 현미나 잡곡류 등 **정제되지 않은 것**을 사용하면 효과적이다.

또한 빨리 먹지 않고 잘 씹어 먹는 것만으로도 식후 혈당의 급상승을 억제할 수 있다.

 시험에 나오는 어구

당뇨병의 식이요법
식후 고혈당을 막고 적정 체중을 유지하기 위해 실시하는 것이 식이요법이다. 기본적으로 적정 섭취 에너지량의 유지와 균형 잡힌 식사가 중요하다.

 키워드

식이요법
질병이나 증상의 개선을 목적으로 식단을 조절하는 것.

 메모

목표 체중(표준 체중)
BMI(Body Mass Index) 수치가 22가 되는 체중. 신장(m)의 제곱에 22를 곱해서 산출한다.

미정제 곡물
현미나 잡곡, 통밀가루 등. 정제된 것보다 식이섬유와 미네랄이 많다.

BMI 산출 방법
체중을 신장(m)의 제곱으로 나누어 산출한다.

식이요법의 기본은 적정한 에너지 계산

1일 섭취 에너지는 목표 체중과 신체 활동량에 따라 정한다. 다만 그 사람의 상태나 치료 시작 후의 체중, 혈당의 변화를 감안하여 적절히 재검토한다.

적정 섭취 에너지(kcal) = 목표 체중 × 신체 활동량

$$\text{목표 체중} = \begin{cases} (\text{신장}(m))^2 \times 22 (65\text{세 미만}) \\ (\text{신장}(m))^2 \times 22 \sim 25 (65\text{세} \sim 74\text{세}) \\ (\text{신장}(m))^2 \times 22 \sim 25 (75\text{세 이상은 종합적으로 판단} *) \end{cases}$$

※ 현 체중을 토대로 운동기능이나 인지기능이 저하된 상태, 그리고 신장이 얼마나 줄었는지를 보고 적절히 판단한다.

신체 활동량 기준
가벼운 노동(책상 업무 중심)　　　: 25~30
보통 노동(서서 하는 일 중심)　　　: 30~35
무거운 노동(힘을 쓰는 노동 중심) : 35~

식이요법의 포인트

기본적으로 먹지 말아야 할 음식은 없다. 균형 있게 식이섬유를 충분히 섭취하는 것이 당뇨병 식이요법에서는 가장 중요하다.

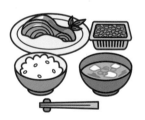

세 끼 규칙적으로(균형 잡힌 식사)

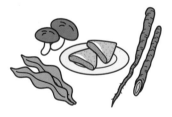

식이섬유를 듬뿍 섭취한다.

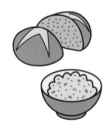

미정제 곡물을 의식적으로 섭취한다.

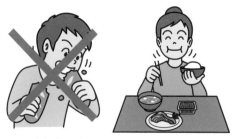

빨리 먹는 것은 금물이다. 잘 씹어 천천히 먹는다.

> 신증 합병증 등의 증상에 따라 식이요법을 바꿀 필요도 있다. 의사나 영양사와 상담하면서 식이요법을 진행하자.

당뇨병의 운동요법

POINT
- 운동의 단기적 효과에는 혈당 개선이 있다.
- 장기적 효과에는 인슐린 저항성의 개선을 들 수 있다.
- 유산소 운동과 저항성 운동을 조합하여 실시한다.

단기 효과와 장기 효과로 혈당을 낮춘다

당뇨병에 대한 **운동요법의 효과**는 **단기적 효과**와 **장기적 효과**로 나눌 수 있다. 단기 효과란 운동을 했을 때 직접 얻을 수 있는 것으로, 고혈당 개선 효과를 얻을 수 있다. 장기적 효과는 운동을 계속해야 얻을 수 있는 것으로 인슐린 저항성의 개선 효과를 의미한다.

당뇨병 초기부터 적극적으로 운동을 하면 당뇨병의 진행과 합병증의 발병을 막을 수 있다. 운동은 **유산소 운동**을 중심으로 근력 향상 효과가 있는 **저항성 운동**을 조합하여 실시한다. 하지만 당뇨병이 진행되어 **신경병증**과 **신증**을 앓고 있거나 심장이나 폐 기능의 저하, 극도의 비만, 무릎 통증 등의 문제가 있는 경우에는 운동을 자제해야 한다.

적당한 운동을 습관적으로 지속하는 것이 중요

식후 잠시 쉬었다가 혈당이 올라올 무렵에 맞춰 조깅 등의 운동을 하면 근육으로 가는 혈류가 증가한다. 그뿐 아니라 전신의 혈액순환이 활발해져 인슐린이 전신을 돌고 근육에 당이 많이 흡수되어 혈당이 떨어진다. **식후 고혈당**은 조기 당뇨병에서도 **동맥경화**로 진행될 가능성이 있으므로 식후 고혈당도 조절할 필요가 있다.

운동을 습관적으로 계속하다 보면 근육량이 늘어나 **기초대사**가 향상되고 평상시에도 당을 많이 이용하게 된다. 또 **내장지방**이 감소해 나쁜 **아디포카인**(p.42)이 줄어들고 **인슐린 저항성**이 개선되어 혈당이 떨어진다.

 시험에 나오는 어구

당뇨병의 운동요법
운동 습관을 들이면 당의 이용과 전신의 혈행 촉진, 적정 체중 유지, 인슐린 저항성 개선 등의 효과를 기대할 수 있다.

 키워드

유산소 운동
충분한 호흡을 확보하면서 할 수 있는 운동. 조직과 세포에 산소를 공급함으로써 지방 연소 효과를 높이는 전신 운동으로 걷기나 조깅, 수영, 자전거 타기 등이 대표적인 유산소 운동이다.

저항성 운동
물건 자체의 무게나 덤벨, 고무 튜브, 트레이닝 머신 등 어떠한 저항을 이용해 근육을 단련하는 운동. 근력 강화, 근육량 유지, 기초대사 유지를 기대할 수 있다. 당뇨병 환자나 고령자라도 저항성 운동은 필요하다.

 메모

비만인 사람의 운동
극도의 비만이라면 우선 식이요법으로 어느 정도 감량한 후 운동을 시작하는 것이 좋다. 의사나 트레이너 등과 상담하면서 실시하는 것이 중요하다.

운동요법의 효과와 방법

당뇨병 환자가 운동요법을 실천하면 단기 효과와 장기 효과가 나타나 혈당이 떨어진다. 유산소 운동과 저항성 운동을 조합하여 실시하는 것이 중요하다.

단기적 효과

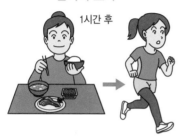

1시간 후

식후에 운동을 하면 당이 사용되므로 근육과 전신의 혈류가 촉진되어 인슐린이 전신을 돌게 되고, 세포에 당의 흡수가 촉진되어 혈당이 떨어진다.

장기적 효과

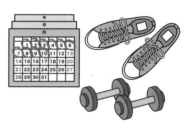

운동을 계속하면 근육량이 증가하고 기초대사가 올라간다. 체중이 줄어들고 인슐린 저항성과 당을 흡수하는 기능이 개선되어 혈당이 떨어진다.

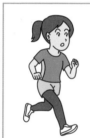

유산소 운동

걷기, 조깅, 수영, 자전거 타기 등

양쪽을 병행한다

저항성 운동

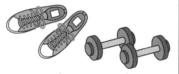

물건 자체의 무게나 기구 등의 저항을 이용해 근육을 단련하는 운동

운동요법의 주의와 금기

갑자기 운동을 시작하는 것이 위험한 사람도 있다. 고도비만이나 합병증이 있는 경우는 격렬한 운동을 하지 않는 것이 좋으므로 의사와 상의하면서 진행해야 한다.

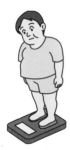

비만으로 무릎 통증이 있는 사람은 우선 식이요법으로 감량한 뒤 운동을 시작하는 것이 좋다.

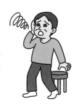

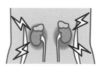

신경병증이나 신증 같은 합병증, 심폐기능에 이상이 있는 사람은 격렬한 운동을 하지 않는 것이 좋다.

약물요법
혈당강하제 ① **인슐린 분비 촉진**

POINT

- 혈당강하제는 인슐린 분비를 촉진하는 약이다.
- 설폰요소제와 글리니드제가 있다.
- DPP-4 억제제는 인크레틴의 분해효소인 DPP-4를 저해한다.

인슐린 분비를 촉진하는 유형의 경구약

당뇨병 치료제는 **인슐린**과 혈당을 낮추는 약제(경구혈당강하제와 GLP-1 수용체작동제)로 크게 나눌 수 있다. 또한 경구혈당강하제는 혈당을 낮추는 방법에 따라 크게 세 그룹으로 나눈다.

첫 번째 그룹은 췌장의 **랑게르한스섬** 내에 있는 **베타세포**를 자극하여 인슐린 분비를 촉진하는 약이다. **설폰요소제**(SU 계열 약물)와 **글리니드제**, **DPP-4 저해제**가 있는데, 인슐린이 잘 분비되지 않아 혈당이 떨어지지 않는 사람에게 처방한다.

췌장을 자극하는 약과 인크레틴 관련 약

설폰요소제(SU 계열 약물)는 효과가 서서히 강하게 나타나기 때문에 어느 정도 당뇨병이 진행되어 공복 시에도 혈당이 높은 사람에게 적합하다. 그런데 설폰요소제를 쓰면 인슐린의 작용으로 혈중 당이 저장되기 때문에 비만이 되기 쉽다. 게다가 혈당이 낮더라도 인슐린이 분비되기 때문에 **저혈당**이 될 수도 있다. 글리니드는 계열 약물과 같은 기전으로 인슐린을 분비하지만 효과의 지속이 짧고 약한 편이다. 식사 직전에 복용하면 식후에 혈당이 오르는 시점에 효과가 나타나기 때문에 식후에 고혈당이 되기 쉬운 사람에게 효과가 있다.

음식을 섭취하면 소화관에서 **인크레틴**이라는 인슐린 분비 촉진 호르몬이 분비된다. 인크레틴은 DPP-4라는 효소에 의해 분해되는데, 인크레틴 분해를 막아 혈당을 낮추는 것이 DPP-4 저해제이다. 고혈당일 때만 작용하므로 저혈당이 되거나 비만이 되지 않는 장점이 있다.

경구혈당강하제
혈당을 낮추는 작용을 하는 내복약. 인슐린 분비를 촉진하는 약과 인슐린 저항성을 개선하는 약, 당의 흡수나 배설에 관계되는 약으로 나눌 수 있다.

설폰요소제
인슐린 분비를 촉진하는 약. 작용의 출현은 느리지만 효과가 강하다. 공복 시에도 혈당이 떨어지지 않는 사람에게 처방한다.

글리니드
췌장의 베타세포를 자극해 인슐린 분비를 촉진한다. 작용이 빨라 식후에 고혈당이 되는 사람에게 처방한다.

DPP-4 저해제
인크레틴의 분해효소인 DPP-4를 저해한다. 혈당이 높을 때만 작용하므로 저혈당이 되지는 않는다.

 키워드

인크레틴 관련 약물
인크레틴의 작용을 높이는 약. 인크레틴이 분해되지 않도록 하는 DPP-4 저해제(먹는 약)가 있고, 인크레틴과 비슷한 물질로 잘 분해되지 않는 GLP-1 수용체작동제(피하주사)가 있다.

인슐린 분비를 촉진하는 약

경구혈당강하제가 혈당을 낮추는 구조의 첫 번째, 인슐린 분비를 촉진함으로써 혈당을 낮추는 구조에 대해 알아보자.

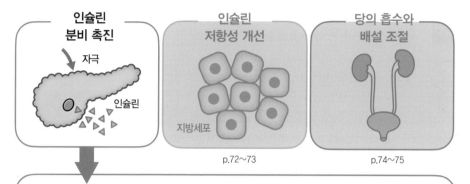

인슐린 분비 촉진

자극

인슐린

인슐린 저항성 개선

지방세포

p.72~73

당의 흡수와 배설 조절

p.74~75

설폰요소제, 글리니드, DPP-4 저해제

설폰요소제와 글리니드는 인슐린 분비를 촉진하는 약이지만, 효과가 발현되는 속도는 각각 다르다. DPP-4 저해제는 인크레틴 분해를 저해해 인슐린 분비를 촉진한다.

설폰요소제와 글리니드

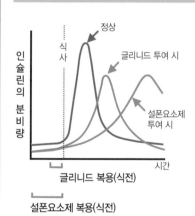

인슐린의 분비량

식사

정상

글리니드 투여 시

설폰요소제 투여 시

시간

글리니드 복용(식전)

설폰요소제 복용(식전)

DPP-4 저해제

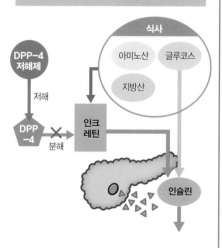

식사

DPP-4 저해제

아미노산 글루코스

지방산

저해

DPP -4

분해

인크 레틴

인슐린

설폰요소제는 천천히 흡수되지만 강한 효과가 있어 공복 시 고혈당 개선에 효과적이며, 경증 이후 2형 당뇨병에 처방한다. 글리니드는 빨리 효과가 나타나기 때문에 식후 고혈당 개선에 효과적이며, 경증인 2형 당뇨병에 처방한다.

DPP-4는 음식을 섭취하면 분비되는 인크레틴(인슐린의 분비를 촉진하는 호르몬)을 분해하는 효소이고, 이 효소를 저해해 인크레틴이 분해되지 않도록 함으로써 혈당을 낮추는 것이 DPP-4 저해제다.

약물요법
혈당강하제 ② **인슐린 저항성 개선**

POINT

- 혈당강하제는 인슐린 저항성을 개선하여 인슐린의 효능을 좋게 하는 약이다.
- 비구아니드는 주로 간 등에 작용하여 혈당을 낮춘다.
- 티아졸리딘디온은 지방세포를 증가시키는 약이다.

인슐린은 분비되지만 효능이 없는 사람을 위한 약

경구혈당강하제의 세 그룹 중 두 번째는 인슐린의 효능을 좋게 하는 약이다. 인슐린은 분비되고 있으나 세포의 반응이 둔한 **인슐린 저항성** (p.42)의 문제로 고혈당이 된 사람에게 처방한다.

이런 유형의 약에는 비구아니드(Biguanide)와 티아졸리딘(Thiazolidin) 이 있는데, **비구아니드**는 간 등에 작용하여 혈당을 낮추고, **티아졸리딘 디온**은 인슐린 저항성을 높이는 악성 물질을 억제해준다.

지방세포를 늘리는 약

비구아니드는 주로 간에서 **포도당**이 방출되는 **신생합성**(gluconeogenesis) 작용을 억제함으로써 혈당을 낮추는 약이다. 소장에서 하는 당의 흡수를 억제하고, 근육이나 지방세포에 대한 인슐린의 작용을 강화해서(인슐린 저항성의 개선) 혈당을 낮춘다. 비구아니드는 직접 인슐린의 분비를 늘리지 않아 비만이 되지 않으므로 비만 환자에게도 처방한다.

티아졸리딘디온은 인슐린 저항성을 높이는 **나쁜 아디포카인**(지방세포로부터 나오는 생리활성물질, p.42)의 분비에 관여하는 약이다. 지방이 쌓여 커진 내장지방의 세포에서는 **TNF-α**와 같은 나쁜 아디포카인이 많이 분비되는데, 이것이 인슐린 저항성을 높인다. 반면 티아졸리딘디온은 지방세포에 작용하여 소형 지방세포를 증가시킨다.

소형 지방세포에서 나오는 아디포카인에는 좋은 역할을 하는 물질이 많으므로 **내장지방**에서 많이 나오는 나쁜 작용을 억제하여 인슐린 저항성을 개선한다.

시험에 나오는 어구

비구아니드
간의 포도당 신생합성을 억제하여 혈당을 낮추는 약이다. 당의 흡수를 억제하고, 인슐린 저항성을 개선하여 혈당을 낮춘다.

티아졸리딘디온
지방세포에 작용하여 대형 지방세포를 줄이고 소형 지방세포를 늘린다. 이 지방세포에서는 좋은 아디포카인이 많이 나오므로 상대적으로 나쁜 작용을 줄여 인슐린 저항성을 개선한다.

키워드

나쁜 아디포카인
TNF-α 등이 있다. 인슐린 저항성을 높여주는 역할을 한다.

포도당 신생합성(gluconeogenesis, 당 생성)
당질이 아닌 젖산, 피루빈산, 아미노산과 같은 화합물로 세포에 필요한 포도당을 만드는 것을 말한다.

인슐린 저항성을 개선하는 약

경구혈당강하제가 혈당을 낮추는 구조의 두 번째, 인슐린 저항성을 개선하여 혈당을 낮추는 구조에 대해 알아보자.

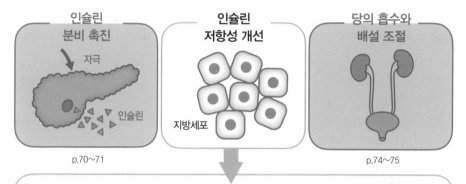

인슐린 분비 촉진	인슐린 저항성 개선	당의 흡수와 배설 조절
자극 인슐린	지방세포	
p.70~71		p.74~75

비구아니드와 티아졸리딘디온

인슐린 저항성을 개선하고 세포의 인슐린 감수성을 높이며 당 흡수를 촉진하여 혈당을 낮추는 약이다.

비구아니드	티아졸리딘디온

간에서 하는
당 생성을 억제한다.

소장에서 하는
당 흡수를
억제한다.

근육과 지방이 당을
거둬들이도록 촉진
한다.

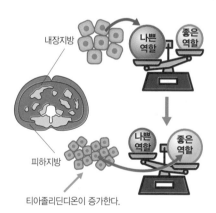

내장지방

피하지방

나쁜
역할 / 좋은
역할

티아졸리딘디온이 증가한다.

비구아니드는 주로 간장의 당 생성을 억제해 혈당을 낮춘다. 근육과 지방에 대한 당 흡수를 촉진하는 작용을 하므로 이 그룹으로 분류된다.

티아졸리딘디온은 지방세포에 작용해 아디포카인을 많이 분비하는 소형 지방세포를 늘리고 인슐린 저항성을 개선한다.

약물요법
혈당강하제 ③ **당의 흡수·배설 조절**

POINT
- 당의 흡수를 억제하거나 배설을 촉진해 혈당을 낮추는 약이다.
- α-글루코시다아제 저해제는 다당류의 단당류에 대한 분해를 저해한다.
- SGLT2 저해제는 콩팥에서 하는 당의 재흡수를 저해한다.

다당류가 단당류가 되는 것을 방해하는 약

경구혈당강하제 세 번째 그룹은 당의 흡수를 억제하거나 배설량을 늘려서 혈당을 낮추는 유형의 약이다.

당의 흡수를 억제하는 약으로는 **α-글루코시다아제 저해제**가 있다. α-글루코시다아제란 당질을 분해하는 과정의 마지막 부분에서 다당류를 단당류로 만드는 효소로, 이 역할을 저해하는 것이 α-글루코시다아제 저해제이다. 당질은 단당류가 되어야 흡수할 수 있으므로 이런 약으로 다당류가 단당류가 되는 것을 방해하여 당의 흡수를 완만하게 한다. 먹은 당질이 단당류로 분해된 후에 먹는 것은 의미가 없으므로 반드시 식사 직전에 먹는 것이 중요하다.

당을 오줌 속에 버리도록 작용하는 약

한편 당의 배설을 촉진해 혈당을 낮추는 약이 있다. 바로 **SGLT2 저해제**이다. 소변검사에서 요당이 양성이면 안 되는 것으로 생각하기 쉽지만, 요당이 나오는 것은 혈당이 지나치게 높지 않게 하는 효과도 있다.

SGLT2는 신장의 요세관에 있는 글루코스의 수송체로, 혈액을 대충 걸러서 생긴 원뇨(1차뇨)로부터 **포도당**을 회수(재흡수)할 때 작용하는 '게이트'이다. 그리고 SGLT2 저해제는 이 게이트를 막아 포도당이 재흡수되지 않도록 해 당의 소변 배설을 늘린다. 소변의 삼투압이 높아지기 때문에 다뇨가 되고 탈수를 일으켜 소변 속 포도당이 요로 세균의 영양원이 되기 때문에 **요로감염증**을 일으키기 쉽다.

 시험에 나오는 어구

α-글루코시다아제 저해제
장내에서 이당류를 단당류로 분해하는 효소를 저해한다. 당질은 단당류가 돼야 흡수되기 때문에 혈당가 급격히 오르지 않는다.

SGLT2 저해제
콩팥 요세관에 있고, 당의 재흡수를 담당하는 수송체인 SGLT2를 저해해 재흡수를 막는다. 소변에 당이 많이 나오면 혈당이 떨어진다.

 키워드

α-글루코시다아제
다당류를 단당류로 분해하는 효소를 통틀어 이르는 말이다.

SGLT2
신장의 요세관에 있는 당의 수송체.

 메모

단당류를 섭취할 때
α-글루코시다아제 저해제는 다당류가 단당류가 되는 것을 방해하는 약이므로 단당류를 먹거나 마신 경우에는 흡수가 저해되지 않는다.

당의 흡수와 배설을 조절하는 약

경구혈당강하제가 혈당을 낮추는 구조의 세 번째, 당의 흡수와 배설을 조절함으로써 혈당을 낮추는 구조에 대해 알아보자.

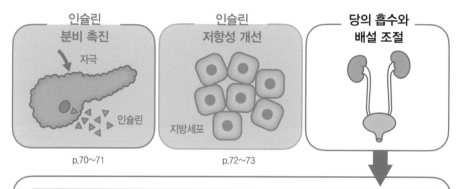

인슐린
분비 촉진

자극

인슐린

p.70~71

인슐린
저항성 개선

지방세포

p.72~73

**당의 흡수와
배설 조절**

α-글루코시다아제 저해제, SGLT2 저해제

α-글루코시다아제 저해제는 당의 흡수를 부드럽게 하여 혈당을 낮춘다. SGLT2 저해제는 소변으로 당이 배출되도록 촉진해 혈당을 낮춘다.

α-글루코시다아제의 작용	α-글루코시다아제 저해제의 기전

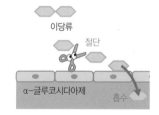

이당류

절단

α-글루코시다아제

흡수

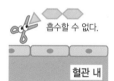

단당류

흡수할 수 없다.

혈관 내

α-글루코시다아제 저해제는 장에서 이당류를 단당류로 만드는 효소인 α-글루코시다아제를 저해한다. 이당류로는 흡수가 되지 않아 혈당이 오르지 않는다.

SGLT2 저해제

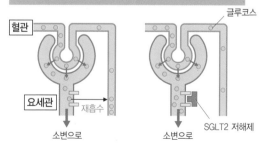

혈관

요세관   재흡수

소변으로

글루코스

소변으로

SGLT2 저해제

SGLT2 저해제는 요세관에서 당의 재흡수를 저해하고 소변에 당을 많이 버림으로써 혈당을 낮춘다.

_{약물}_{요법} 인슐린요법

POINT
● 1형 당뇨병은 인슐린의 절대적 적응이고, 2형은 상대적 적응이다.
● 인슐린은 배나 허벅지의 피하에 주사한다.
● 인슐린 제제는 효능이 다른 여러 가지 유형이 있다.

1형 당뇨병은 인슐린 투여가 필수다

인슐린이 나오지 않는 **1형 당뇨병**의 경우는 반드시 인슐린을 투여해야 한다(**절대적 적응**). **2형 당뇨병**의 경우는 어느 정도 자체 인슐린이 분비되므로 인슐린 투여가 필수는 아니다. 하지만 **경구혈당강하제**(p.66~71)로는 혈당이 잘 조절되지 않거나 영양상태가 나쁜 경우에는 2형 당뇨병에도 인슐린을 투여한다(**상대적 적응**).

인슐린은 자가 주사로

인슐린은 **피하주사**로 투여한다. 입원 중이나 긴급 시에는 의사나 간호사가 주사를 놓지만 일상생활 중에는 자신이 직접 하거나 가족이 주사한다(**자가 주사**). 인슐린 흡수 속도나 운동 등의 영향을 받지 않아야 하므로 주사하는 위치는 배와 허벅지 등이 적합하다. 인슐린을 한곳에 반복하여 주사하면 피부의 위축이나 경화를 초래하므로 매번 조금씩 주사 위치를 바꾸는 것이 좋다(2cm 정도 간격을 두고).

인슐린 제제에는 빠르고 강하게 효과가 나타나는 것도 있고, 천천히 오래 걸려 효과가 나타나는 것도 있다. 다양한 유형이 있으므로 환자의 병증이나 **생활 습관** 등에 맞춰 처방한다. 투여량이나 자가 주사용 펜형 주사기 사용법 등은 담당 의사나 간호사로부터 지도를 받아야 한다. 실수로 많이 주사하거나 주사 후 식사를 하지 못하면 극단적인 **저혈당**이 되어 **의식장애**(p.54)를 일으킬 수 있으므로 주의해야 한다.

일반적으로 인슐린을 사용하는 경우는 혈당의 **자가 측정**을 하면서 조절해야 한다.

 시험에 나오는 어구

절대적 적응
어떤 질병을 치료하는 데 그 약제 등이 꼭 필요한 것을 말한다. 1형 당뇨병은 인슐린요법이 절대적 적응이다.

상대적 적응
어떤 질병의 치료에 그 약제 등이 상황에 따라 필요한 것을 말한다. 2형 당뇨병은 인슐린요법이 상대적 적응이다.

인슐린 자가 주사
인슐린은 피하주사로 투여해야 한다. 일상생활 중에는 의료인이 아닌 자신 또는 가족이 주사를 놓는다.

 메모

인슐린 제제의 종류
인슐린의 종류는 작용 속도와 지속시간을 기준으로 분류한다. 즉시 효과가 있는 초속효성과 속효성, 오래 효과가 지속되는 지속형, (초)속효성과 지속형의 혼합형, 속효성과 지속형의 중간형으로 나뉜다.

혈당 자가 측정
손가락 끝에서 혈액을 채취해 전용 기계로 측정한다. 혈당을 재는 시간은 식사 전후나 몸이 불편할 때, 운동 후 등 의사와 상담해 결정한다.

인슐린 자가 주사

인슐린은 피하주사로 투여한다. 매일 투여하는 경우는 환자 자신 또는 가족이 주사하는데(자가 주사), 투여량을 잘 지켜야 한다.

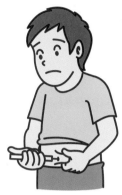

전용 펜형 주사기로 직접 주사한다.

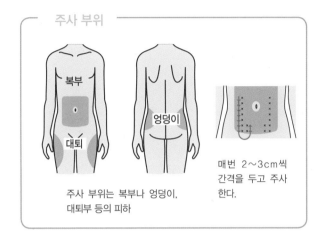

주사 부위

복부

대퇴

엉덩이

주사 부위는 복부나 엉덩이, 대퇴부 등의 피하

매번 2~3cm씩 간격을 두고 주사 한다.

인슐린 제제의 종류

인슐린 제제에는 작용 속도가 다른 여러 가지 유형이 있어 환자의 병세나 생활 습관에 맞게 선택해야 한다. 인슐린을 투여하는 사람은 보통 자신이 직접 혈당을 측정한다.

종류	작용 속도			특징
	0	12	24시간	
초속효성				즉시 효과가 나타난다. 식사 전에 주사한다.
속효성				빠르게 효과가 나타난다. 식사 전에 주사한다.
중간형				오래 지속된다. 정해진 시간에 주사한다.
특효성				중간형보다 오래 지속된다. 정해진 시간에 주사한다.
혼합형				속효성과 특효성의 혼합. 식사에 맞추어 주사한다.

혈당 자가 측정

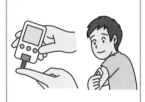

인슐린을 투여하는 경우에는 자신이 직접 혈당을 측정하면서(왼쪽 그림) 실시한다. 팔 등에 장착해 지속적으로 혈당을 모니터링하는 장치(오른쪽 그림)인 연속혈당 측정기도 있다.

당뇨병의 예방

POINT

● 2형 당뇨병의 경우는 생활 습관을 통해 중증화를 예방한다.
● 가족 중 당뇨병 환자가 있는 사람은 적극적인 예방책을 강구해야 한다.
● 정기적인 건강검진을 통해 조기에 발견하는 것이 중요하다.

1차 예방과 2차 예방으로 평생 건강하게

당뇨병 예방에는 1차 예방, 2차 예방, 3차 예방이 있다. 1차 예방이란 건강한 사람이 건강증진을 도모하여 병에 걸리지 않도록 하는 것이다. 2차 예방이란 질병을 빨리 발견하여 조기에 치료함으로써 악화와 진행을 막는 것이고, 3차 예방이란 질병에 필요한 치료를 받아 중증화를 방지하고 **후유증** 치료나 재활, **기능훈련** 등을 하는 것이다.

당뇨병 중 1형 당뇨병(p.44)은 생활 습관과 관계없는 **자가면역질환**이므로 효과적인 예방책이 없다. 반면 2형 당뇨병(p.46)은 **생활 습관병**이므로 생활 습관을 개선하고 적절한 치료를 하면서 적극적으로 1~3차 예방을 실천하는 것이 중요하다.

1차 예방과 2차 예방으로 평생 건강하게

당뇨병을 예방하려면 1차적으로 적정한 체중을 유지하고 적절한 에너지량으로 균형 잡힌 식사를 해야 한다. 규칙적으로 운동하는 습관, 금연과 절주, 스트레스를 해소하는 생활도 중요하다.

2차적 예방법으로는 정기적으로 건강검진을 받는 것이다. 그 결과 당뇨병이나 당뇨병이 의심되는 경우에는 방치하지 말고 정밀검사나 의사의 지도를 받아야 한다. 특히 대사증후군(메타볼릭 신드롬)이나 가족 중에 당뇨병 환자가 있는 사람은 더 많은 신경을 써야 한다.

3차적으로는 의사나 영양사, 간호사, 운동지도자 등의 지시·지도 아래 식이요법, 운동요법, 약물요법을 제대로 실천하는 것이 무엇보다 중요하다.

시험에 나오는 어구

1차 예방, 2차 예방, 3차 예방
1차 예방은 병에 걸리지 않도록 하는 예방의 한 종류이다. 2차 예방은 질환이 더 진행하기 전에 발견하여 치료하는 예방법이다. 3차 예방은 중증화를 방지하고 후유증이 있으면 재활치료를 통해서 환자의 사회적 역할을 복구시켜 주는 예방법이다.

당뇨병의 1차 예방, 2차 예방, 3차 예방

당뇨병 중 2형 당뇨병은 생활 습관에 따라 예방이 가능한 질병이다. 정기 건강검진 결과 이상이 있으면 방치하지 말고 전문의와 상담하는 것이 중요하다.

1차 예방

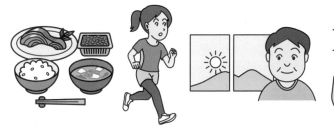

건강한 생활 습관으로 병에 걸리지 않도록 한다. 균형 잡힌 식사, 적당한 운동 습관, 충분한 수면 휴식, 스트레스 해소 등이 포인트이다.

2차 예방

HbA1c가...

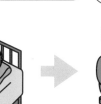
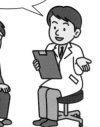

건강검진을 통해 조기 발견에 힘쓴다. 이상이 발견된 경우에는 방치하지 말고 전문의와 상담해 조기에 치료를 시작한다.

3차 예방

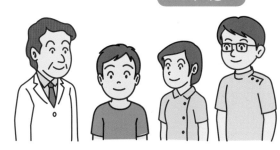

의사, 영양사, 간호사 등의 조언에 따라 치료를 계속해 합병증의 발병이나 악화를 막는다.

임신과 관련된 당뇨병

POINT

- 임신부에게 내당능장애가 있는 경우를 당 대사 이상 합병 임신이라고 한다.
- 임신 전부터 당뇨병이 있었는지에 따라 구분해 진단한다.
- 내당능장애에는 유산·조산·거대아 등의 위험이 따른다.

임신 전부터 당뇨병이 있었는지에 따라 분류

임신을 하면 태반에서 분비되는 호르몬의 영향으로 인슐린 저항성(인슐린 분비는 잘 되지만 기능이 떨어지는 성질)이 높아지고 **내당능**은 떨어진다. 이러한 경우를 **임신성 당뇨병**이라고 한다.

당 대사 이상 합병 임신은 임신 전부터 당뇨병이었는지에 따라 분류한다. 임신 전에 당뇨병으로 진단받았거나 임신 전부터 당뇨병이었다고 확신하는 경우를 **당뇨병 임신**이라고 한다. 한편 임신 전에 당뇨병으로 진단받은 적이 없는데 임신 후 **내당능장애**가 나타났다면 임신성 당뇨병이라 한다.

유산, 조산, 거대아 등 산과적 합병증이 나타날 수도

임신 중 **내당능장애**가 있으면 유산·조산, 거대아, 양수 과다, 임신고혈압 증후군, 태아 발육부진 같은 **산과적 합병증**의 발생 위험이 높다. 또한 거대아가 되기 때문에 난산이 되기 쉽고 출산 시 신생아에게 상지 마비나 골절이 발생할 수 있다. 산모가 고혈당 상태에 있으면 태아의 혈당도 높아져 태아 자신의 인슐린 분비량이 증가한다. 그 상태에서 출산하여 탯줄로 공급되던 영양이 끊어지면 신생아가 극단적인 **저혈당**이 될 수 있어 위험하다.

따라서 임신 중 당뇨병이 있을 때는 산모와 태아의 건강을 위해 인슐린 투여 등으로 혈당을 조절할 필요가 있다.

임신성 당뇨병
임신한 사람에게 내당능장애가 있는 것을 말한다. 당뇨병 환자가 임신한 경우와 임신한 후 내당능장애가 나타나는 경우가 있다.

당뇨병 임신
임신 전에 당뇨병으로 진단받았거나 임신 전부터 당뇨병이 있었음을 확신할 수 있는 임신부.

 키워드

내당능
음식 섭취 등으로 상승한 혈당을 낮추는 능력을 말한다.

 메모

임신성 당뇨병
임신 전에는 당뇨병이 아니었으나 임신 후 나타난 내당능장애로 당뇨병으로 진단된 경우.

임신 중 당뇨병 검사
임신 초기에는 수시 혈당 검사를 하고, 임신 중기에는 50g 글루코스 챌린지 검사(전 날 식사 제한 없음)를 해서 이상이 있을 경우는 100g 경구 포도당 부하시험의 실시를 권장한다. 한번에 70g 경구 포도당 검사를 하여 한번에 진단하기도 한다.

언제부터 내당능장애가 나타났는가

임신부에게 내당능 저하가 발견되면 우선 임신 전부터 당뇨병이었는지 확인하고, 임신 후에 나타난 것이라면 당뇨병 진단 기준에 따라 나눈다.

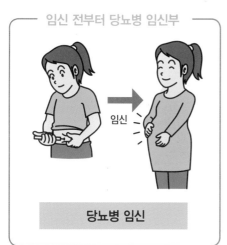

임신 전부터 당뇨병 임신부

임신

당뇨병 임신

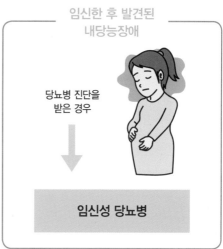

임신한 후 발견된
내당능장애

당뇨병 진단을
받은 경우

임신성 당뇨병

당 대사 이상 합병 임신으로 발생할 수 있는 산과적 합병증

임신 중 내당능 저하가 있으면 모체와 태아에게 다양한 합병증이 생길 수 있다. 방치하지 말고 전문의의 지도 아래 치료하는 것이 중요하다.

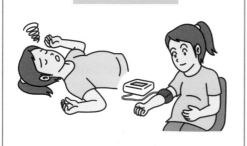

모체의 합병증

당뇨병성 혼수, 유산·조산, 임신 고혈압 증후군, 양수과다, 미래의 당뇨병 등

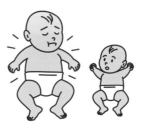

태아의 합병증

거대아, 난산으로 인한 탈구·골절, 태아 발육부진, 태아 사망, 신생아 저혈당증 등

당뇨병은 '국민병'

당뇨병학회에 의하면 당뇨병을 의심해야 하는 사람, 혹은 당뇨병 가능성을 부정할 수 없는 사람이 약 천만 명(2022년도)에 이른다. 일본인 5명 중 1명이 당뇨병이거나 당뇨병이 의심되는 상황인 것이다.

원래 일본인은 당뇨병에 걸리기 쉬운 것으로 알려져 있다. 인슐린을 분비하는 힘이 서양인에 비해 약하기 때문이다. 거리를 걷는 한국인을 둘러봐도 서구인과 같은 극단적인 사과형 비만자는 별로 눈에 띄지 않는다. 서구인은 많이 먹어도 인슐린이 분비되므로 여분의 에너지를 계속해서 저장할 수 있다. 극단적인 사과형 비만이 결코 바람직한 것은 아니지만, 살이 찐다는 것은 인슐린의 분비 기능이 뛰어나다는 증거이기도 하다.

반면 한국인은 인슐린을 분비하는 힘이 약하기 때문에 과식 상태가 지속되면 살이 지나치게 찌기 전에 췌장이 지쳐 당뇨병이 발병하게 된다. 한국인의 경우 당뇨병은 반드시 뚱뚱한 사람만 걸리는 병이 아니다.

요즘 식단은 점점 서구화되어 고지질·고당질·고칼로리, 저식이섬유 음식으로 바뀌었다. 원래 인슐린의 분비 능력이 약한 한국인이 이처럼 열량이 높은 음식을 먹고 그만큼 운동을 하지 않는다면 당뇨병 환자가 늘어나는 것은 필연적이라 할 수 있다.

당뇨병에 걸리면 식사 제한이 엄격해서 먹는 즐거움을 빼앗긴다고 생각하는 사람도 적지 않다. 확실히 옛날에는 당뇨병이 심하게 나빠지지 않는 한 약을 처방하지 않고, 오로지 먹는 것을 제한하는 방법으로 치료하기도 했다.

하지만 최근에는 다양한 치료 약이 나왔고 바람직한 영양 섭취 방법에 관한 연구가 진행되어 비교적 이른 단계부터 약을 이용하면서 식사도 즐길 수 있도록 치료 방침이 바뀌었다. 물론 원하는 만큼 먹어도 되는 것은 아니다. 하지만 신장 등의 합병증이 없는 한 먹으면 안 되는 음식은 없다. 먹는 방법에 조금만 신경 쓰면 풍성한 식생활을 즐길 수 있게 된 것이다.

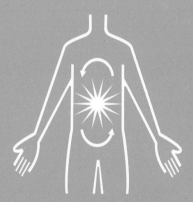

3장

대사장애

지질의 종류와 역할

대사장애

POINT

- 물에 녹지 않고 에테르 등에 녹는 유기물이다.
- 음식에 함유된 지질 대부분은 트리글리세라이드이다.
- 콜레스테롤은 세포막이나 호르몬이 되는 중요한 물질이다.

지질은 인체에 필수적인 물질

지질이란 물에 녹지 않고 에테르 등의 용제에 녹는 유기물이다. 버터, 생크림 등의 유제품, 고기의 비계, 식용유, 견과류, 초콜릿 등에 많이 함유되어 있는 영양소의 하나로 음식을 맛있게 해주는 성분이다.

지질은 1g당 9kcal의 열량을 낸다. 당질(1g당 4kcal)의 2배 이상의 에너지를 가지고 있어 몸의 에너지 저장고로써 매우 우수하다. 몸에 축적된 지질, 즉 체지방은 건강상 좋지 않고 보기에도 좋지 않아 나쁘다고 생각할 수 있으나 몸의 쿠션재 역할을 한다. 체표면과 내장을 보호하고 체온을 유지하며 세포막이나 호르몬의 재료가 될 뿐만 아니라 **지용성 비타민**의 흡수를 돕는 중요한 역할을 담당하고 있다.

주요 지질로는 트리글리세라이드와 콜레스테롤

지질에는 다양한 종류가 있지만, 음식으로 섭취하는 지질은 대부분 **트리글리세라이드(중성지방)**이다.

트리글리세라이드는 글리세롤에 세 개의 **지방산**이 결합한 물질이다. 지방산에는 분자 구조가 다른 **포화지방산**과 **불포화지방산**이 있다. 또한 사슬 모양으로 되어 있는 분자의 길이에 따라 **장쇄지방산, 중쇄지방산, 단쇄지방산**으로 나누는데, 이들은 각각 성질이 다르다. 지방산만 분리된 **유리지방산**은 세포의 에너지원으로 이용된다.

콜레스테롤도 음식물로 섭취하는 지질이다. 콜레스테롤은 체내에서 세포막과 **스테로이드 호르몬**, 담즙의 재료가 되는 등 없어서는 안 되는 중요한 물질이다.

시험에 나오는 어구

지질
물 대신 에테르 등의 용제에 녹는 유기물. 트리글리세라이드, 콜레스테롤 등이 있다.

트리글리세라이드
중성지방이라고도 한다. 글리세롤에 3개의 지방산이 결합한 것으로 대부분 음식물로 섭취한다.

지방산
탄소 원자가 사슬 모양으로 연결된 카복실산을 통틀어 이르는 말이다. 탄소의 수에 따라 장쇄, 중쇄, 단쇄로 분류한다.

유리지방산
트리글리세라이드 등에서 지방산이 분리된 것으로 에너지원으로 이용된다. 그대로는 혈액에 녹지 않기 때문에 혈중에서는 알부민과 결합해 이동한다.

콜레스테롤
스테로이드 특수형으로 분류된다. 생체 내에서는 세포막이나 스테로이드 호르몬 등의 재료로 쓰인다.

메모

알부민
단백질의 한 종류로 혈장에 분포한다. 혈장 삼투압을 유지하고 지방산 등을 운반하는 역할을 한다.

주요 지질의 종류

음식물에 함유된 지질이나 체내에 있는 지질에는 트리글리세라이드와 콜레스테롤 등이 있다.

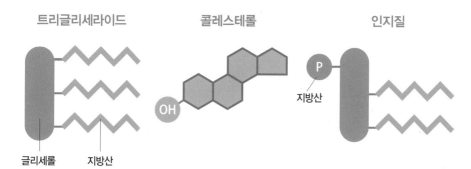

트리글리세라이드

글리세롤 지방산

- 중성지방이라고도 한다.
- 음식에 함유된 지질은 대부분 트리글리세라이드이다.

콜레스테롤

OH

- 세포막이나 스테로이드 호르몬의 재료로 쓰인다.

인지질

P
지방산

- 세포막의 재료로 쓰인다.
- 물에 잘 녹는다.

※ 이들 구조는 모식화된 것으로 실제 분자구조와는 다르다.

지질의 역할

지질은 칼로리가 높아 생체 에너지 저장고 역할을 한다. 세포막이나 스테로이드 호르몬의 재료가 되는 등 필수 불가결한 영양소다.

에너지의 저장고

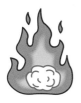

세포막과 호르몬의 재료

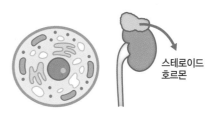

스테로이드 호르몬

피부 보호

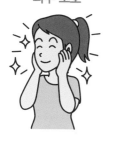

쿠션·보온

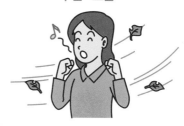

대사장애

지단백질의 역할

 POINT
- 이른바 지질을 넣은 캡슐로 혈중에 떠돌아다닌다.
- 전신에 지질을 운반하는 역할을 한다.
- 입자의 크기와 성분에 따라 다섯 가지로 분류된다.

물에 녹지 않는 지질을 운반하는 역할

　지단백질이란 지방질과 단백질의 복합체(지방 단백질) 중 물에 용해되는 것으로 혈관을 타고 지질을 온몸에 운반한다. 지질은 라면 스프에 뜨는 기름처럼 그대로는 혈액에 녹지 않는다. 그래서 물에 잘 녹는 캡슐로 지질을 운반하는 것이다.

　지단백질은 입자의 크기와 성분에 따라 몇 가지 종류로 분류되지만 기본적인 구조는 동일하다. 캡슐은 단백질(지단백질)과 물에 잘 녹는 인지질과 콜레스테롤로 되어 있다. 그리고 그 안에는 트리글리세라이드나 콜레스테롤 에스테르(콜레스테롤 분자에 지방산이 결합한 것) 등 물에 녹지 않는 지질이 들어 있다.

LDL이나 HDL은 지단백질의 한 종류

　지단백질은 5가지로 분류되는데, 그 성질에 따라 각기 다른 역할을 한다. 입자가 가장 큰 카일로마이크론은 음식물로 섭취한 지질을 트리글리세라이드 형태로 운반해 온몸에 유리지방산을 공급한다. 입자가 비교적 작은 LDL 콜레스테롤(저밀도지단백질)은 콜레스테롤 함유율이 높아 전신 조직에 콜레스테롤을 공급한다. 가장 입자가 작은 HDL 콜레스테롤(고밀도지단백질)은 지질 함량이 적어 온몸에 있는 여분의 지질을 회수한다. LDL을 나쁜 콜레스테롤이라고 부르고, HDL을 좋은 콜레스테롤이라고 부르는 것은 이 역할 때문이고, 안에 들어 있는 콜레스테롤 자체가 좋고 나쁜 것은 아니다.

 시험에 나오는 어구

지단백질
지방질과 단백질의 복합체(지방 단백질) 중 물에 용해되는 것으로 혈관을 타고 온몸으로 지질을 운반한다.

지단백질
지단백질을 구성하는 단백질. 물과 지질에 잘 녹으며, 지질을 세포 속으로 거둬들이는 일에 관여.

 키워드

인지질
글리세롤에 두 지방산과 인이 결합한 것으로, 물에 잘 녹는 부분과 잘 녹지 않은 부분이 있다. 리포 단백질을 구성하며 세포막을 만드는 성분이기도 하다.

콜레스테롤 에스테르
콜레스테롤 분자에 지방산이 결합한 것

 메모

물에 녹지 않는 지질
트리글리세라이드는 물에 녹지 않지만 지질에는 녹는 분자가 있어 분리되지 않고 혈중에 존재할 수 있다. 인지질이나 알부민과 결합한 유리지방산 등은 물에 잘 녹는다.

지단백질의 기본 구조

지단백질은 지단백질과 인지질, 콜레스테롤로 된 캡슐 안에 트리글리세라이드와 콜레스테롤 에스테르 등이 들어 있다. 단백질과 물에 녹는 부분이 바깥쪽으로 향한 인지질이며, 혈관을 타고 지질을 온몸으로 운반한다.

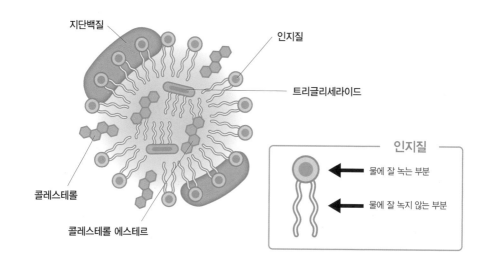

지단백질

인지질

트리글리세라이드

콜레스테롤

콜레스테롤 에스테르

인지질

물에 잘 녹는 부분

물에 잘 녹지 않는 부분

지단백질의 종류와 특징

지단백질은 크기와 지질의 성분에 따라 5가지로 분류된다.

	카일로마이크론	VLDL	IDL	LDL	HDL
크기와 지질의 비율	콜레스테롤 트리글리세라이드 1200 ~ 700Å	700 ~ 300Å	300 ~ 250Å	250 ~ 100Å	100 ~ 75Å
특징	음식물로 섭취한 지질을 트리글리세라이드 형태로 운반한다. 말초에 트리글리세라이드에서 분리한 유리지방산을 공급한다.	간에서 합성되어 말초에 유리지방산을 공급한다.	VLDL이 유리지방산을 방출하여 트리글리세라이드 비율이 줄어든 것.	말초에 콜레스테롤을 공급한다.	말초에서 콜레스테롤을 회수한다.

지질의 대사 구조

- 음식물로 흡수한 지질이 카일로마이크론이 되는 외인성 경로
- 간에서 만들어진 VLDL이 전신으로 지질을 운반하는 내인성 경로
- HDL이 콜레스테롤을 회수하는 콜레스테롤 역전송계

지질 대사는 세 가지 경로로 이루어진다

지질이 대사되는 구조는 외인성 경로, 내인성 경로, 콜레스테롤 역전송계 등 3가지로 나눌 수 있다.

외인성 경로는 음식물로 섭취한 지질이 흡수되는 루트이다. 섭취한 지질은 소장의 흡수상피세포에서 흡수(p.14)되고, 그곳에서 카일로마이크론(p.86)이 만들어진다. 카일로마이크론은 림프관을 통해 정맥으로 들어가고, 그 안의 트리글리세라이드에서 세포의 에너지원이 되는 유리지방산을 방출한다. 작아진 카일로마이크론은 간이 거둬들인다.

HDL과 LDL의 역할

내인성 경로는 간에서 합성된 지단백질(p.86)이 전신에 지방산과 콜레스테롤을 공급하는 루트이다. 간에서 합성된 초저밀도지단백질(VLDL)은 혈중을 흐르는 동안 트리글리세라이드에서 유리지방산을 방출하고, 점차 작아져 중밀도지단백질(IDL), 저밀도지단백질(LDL)로 바뀐다. 콜레스테롤 함유율이 높아진 LDL은 말초 조직이나 간에 콜레스테롤을 공급한다. 여분의 LDL은 혈관 벽에 쌓여 동맥경화를 일으키기 때문에 나쁜 콜레스테롤이라고 부른다.

콜레스테롤 역전송계는 지단백질인 고밀도지단백질(HDL)이 전신에서 콜레스테롤을 회수하는 루트이다. HDL은 혈관에 형성된 죽상경화 플라크나 말초 세포로부터 콜레스테롤을 회수하는 역할을 한다. HDL은 동맥경화를 억제하는 기능을 담당하기 때문에 좋은 콜레스테롤이라고 부른다.

메모

지질 대사의 외인성 경로

지질로 만든 카일로마이크론이 혈중으로 들어가 유리지방산을 방출하고, 간에 회수돼 담즙 성분으로 이용되는 루트.

지질 대사의 내인성 경로

간에서 만들어진 VLDL이 전신에 유리지방산이나 콜레스테롤을 운반해 IDL, LDL이 되고, 일부가 간으로 돌아오는 루트.

지질 대사의 콜레스테롤 역전송계

HDL이 죽상경화 플라크나 말초 세포 등으로부터 콜레스테롤을 회수하고, 회수한 콜레스테롤을 VLDL 등에 전송하는 루트.

LDL과 HDL 속의 콜레스테롤

LDL과 HDL 속의 콜레스테롤 자체에는 차이가 없다. 지단백질의 작용으로 동맥경화를 촉진하기 때문에 인체에 바람직하지 않은 LDL을 나쁜 콜레스테롤이라 하고, 동맥경화를 억제해주는 HDL을 좋은 콜레스테롤이라고 한다.

외인성 경로는 카일로마이크론의 물질대사

음식물로 섭취한 지질은 소장의 흡수상피세포에서 흡수되는데, 이곳에서 카일로마이크론이 생긴다. 카일로마이크론은 림프관을 경유해 정맥으로 들어가 전신 세포에 유리지방산을 제공한다.

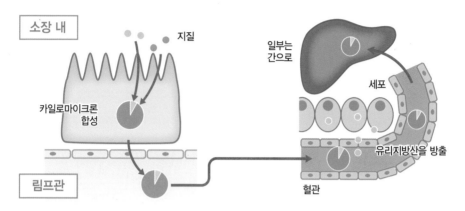

내인성 경로와 콜레스테롤 역전송계

간에서 만들어진 VLDL은 유리지방산을 방출하면서 IDL, LDL로 변화한다. LDL은 콜레스테롤을 방출해 죽상동맥경화를 촉진한다. HDL은 콜레스테롤을 회수하고, VLDL 등에 콜레스테롤을 전송한다.

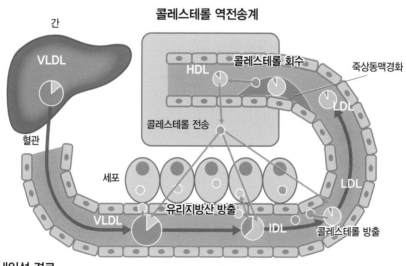

이상지질혈증

- 높은 LDL·트리글리세라이드 수치와 낮은 HDL 수치가 이상지질혈증이다.
- 증상이 없는 가운데 동맥경화가 진행돼 뇌경색 등이 발병한다.
- 가족력 등 원발성과 다른 질병과 동반하는 속발성이 있다.

LDL이 많다 vs HDL이 적다

혈중 지질 중 전신에 콜레스테롤을 공급하는 LDL(p.88) 혹은 트리글리세라이드(p.84)가 지나치게 많거나 전신에서 콜레스테롤을 회수해 주는 HDL(p.88)이 지나치게 적은 상태를 이상지질혈증이라고 한다.

최근 진단 기준에 non-HDL 콜레스테롤이라는 항목이 추가되었다. 이는 총콜레스테롤에서 HDL 콜레스테롤을 뺀 것으로 동맥경화를 촉진하는 작용을 하는 지단백질(LDL 포함)을 통틀어 말한다.

이상지질혈증이 있는 것만으로는 자각증상이 없다. 하지만 자신도 모르는 사이에 동맥경화(p.92)가 진행되어 최종적으로 뇌경색이나 심근경색 처럼 생명과 관련된 질병을 발병시키므로 조기 발견, 조기 치료가 중요하다.

생활 습관이 원인인 것 vs 생활 습관과는 관계없는 것

이상지질혈증은 원인에 따라 원발성 및 속발성(2차성)으로 나눌 수 있다. 원발성은 유전자 이상이나, 가족력, 원인 불명도 있어 생활 습관이 나쁘지 않아도 발병한다. 하지만 과식이나 운동부족, 흡연과 같은 나쁜 생활 습관과도 관련이 있다. 속발성은 당뇨병, 갑상샘기능저하증 등 다른 질병으로 인한 것과 약물의 부작용 등이 있다.

원인이 무엇이든 혈중 지질의 이상을 개선하기 위해서는 식이요법이나 운동요법, 약물치료 등이 필요하다. 또한 정기적으로 동맥경화의 진행 상황을 검사하는 것도 중요하다.

시험에 나오는 어구

이상지질혈증
혈중 LDL이나 트리글리세라이드의 높은 수치 또는 HDL의 낮은 수치를 나타내는 것. 방치하면 동맥경화가 진행된다.

키워드

원발성
장기나 기능 자체의 문제로 인한 질병 또는 원인 불명의 질병.

속발성
다른 질병이나 요인의 결과로 나타난다. 원인이 되는 질병이나 요인이 해결되면 개선된다.

메모

LDL 콜레스테롤, HDL 콜레스테롤
LDL이나 HDL은 지단백질의 한 종류. LDL 콜레스테롤과 HDL 콜레스테롤은 비중 차이로 분류된다.

이상지질혈증과 고지혈증
예전에는 이상지질혈증을 고지혈증이라고 했다. 하지만 HDL은 낮은 수치일 때 문제가 있어 '고'라는 명칭이 적당하지 않아서 이상지질혈증이라고 부르게 되었다.

이상지질혈증의 진단 기준은?

고LDL콜레스테롤혈증, 고트리글리세라이드혈증, 저HDL콜레스테롤혈증 중 어느 하나에 해당하는 것을 이상지질혈증이라고 한다.

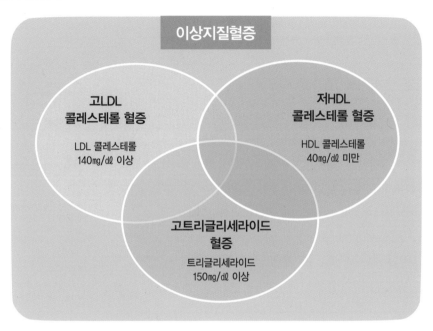

이상지질혈증의 원인

이상지질혈증의 원인은 크게 1차성과 2차성으로 나눌 수 있다. 1차성은 지방 위주의 식생활, 운동부족, 유전적인 요인 등으로 인해 발생하는 원발성 고지혈증을 말하고, 2차성은 당뇨병이나 갑상샘 등의 질병 또는 약 부작용 등으로 인해 발생하는 속발성 고지혈증을 말한다.

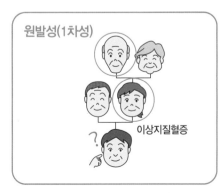

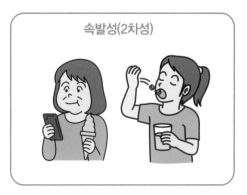

이상지질혈증과 동맥경화

POINT
- LDL이 늘어나 혈관벽에 파고 들어가면 대식세포가 탐식한다.
- 죽상동맥경화가 있으면 혈관벽에 걸쭉한 플라크가 쌓인다.
- HDL이 적으면 콜레스테롤을 충분히 회수하지 못한다.

혈관을 좁히기도 하고 막기도 한다

이상지질혈증은 죽상동맥경화(p.60)라고 불리는 동맥경화를 일으킨다. 초기부터 혈관 내막 안에 걸쭉한 플라크가 쌓이고 플라크가 파열되면 혈전이 생기고, 그곳이 막히면 혈액이 닿지 않아 조직이 손상된다. 이렇게 해서 일어나는 것이 뇌경색이나 심근경색이다. 또한 동맥경화가 진행되면서 혈관도 가늘어지고 혈류도 나빠진다.

LDL이 늘어나고 HDL이 줄어드는 것이 원인

죽상동맥경화에는 혈중의 LDL과 HDL이 관련되어 있다. 혈중에 LDL이 증가하면 혈관 내막에 있는 내피세포 틈새로 LDL이 들어온다. 그래서 LDL이 산화하여 변성되면 이를 이물질로 간주한 대식세포가 격퇴하려고 차례차례 먹어 거품세포라고 불리는 형태가 되어 내막에 머문다. 이것이 쌓인 것이 플라크이다. 한편 HDL은 플라크 여분의 콜레스테롤을 빼내어 회수한다. 이 때문에 HDL이 적으면 플라크가 쌓여 동맥경화가 진행되는 것이다.

시험에 나오는 어구

혈전
혈관 안에 생기는 핏덩어리. 혈관을 막을 수 있다.

키워드

플라크
걸쭉한 덩어리. 동맥경화의 경우는 특히 대식세포와 LDL 등의 덩어리를 가리킨다. 치석 덩어리도 플라크라고 한다.

내피세포
혈관의 가장 안쪽 층을 구성하는 세포. 혈관 내막에는 내피세포가 타일처럼 한 층에 나란히 있다.

대식세포
백혈구의 한 종류. 이물질로 간주한 것을 먹어치운다. 이런 역할을 탐식(p.62)이라고 한다.

거품세포
LDL 등의 지질을 많이 흡수한 대식세포. 안에 거품 형태의 지질이 보인다고 해서 거품세포라고 부른다. 죽상동맥경화의 플라크에는 거품세포가 많다.

달걀이 고콜레스테롤의 원인은 아니다

달걀이 혈중 콜레스테롤을 높인다는 사실은 예전부터 알려져 있다. 하지만 동물성 지방산(포화지방산)이 혈중 콜레스테롤을 상승시킨다는 사실은 잘 알려져 있지 않다. 게다가 음식물의 영향은 개인차가 큰 것으로 밝혀졌다.

동맥경화가 진행되면 심각한 병을 일으킨다

이상지질혈증이 있으면 동맥경화가 진행돼 심근경색이나 뇌경색 등 심각한 질병을 일으킬 수 있다.

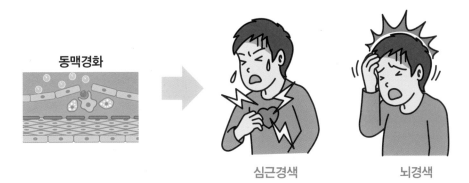

동맥경화

심근경색

뇌경색

동맥경화가 진행되어 동맥의 내강이 좁아진다. 또 플라크가 파열되면 혈전 등으로 막히고 그곳으로 혈액이 가지 못해 조직이 손상된다.

동맥경화가 진행되는 메커니즘

혈중에 늘어난 LDL이 혈관 내피세포의 상처나 틈새를 통해 내막으로 파고든다. 이를 대식세포가 탐식하면서 플라크가 형성된다. HDL이 적으면 LDL의 콜레스테롤이 회수되지 않아 동맥경화가 더욱 진행된다.

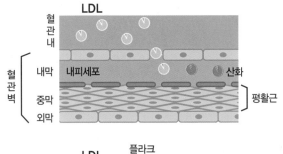

혈중에 늘어난 LDL이 혈관 내피세포의 상처나 틈새를 통해 혈관 내막으로 파고든다. 들어간 LDL이 산화하여 변성한다.

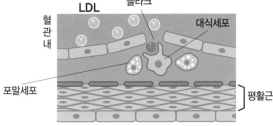

내막에 들어가 산화된 LDL을 매크로파지가 탐식해 거품세포가 된다. 내막에 거품세포가 쌓여 플라크를 형성한다. 이것이 파열되면 심근경색, 뇌경색이 일어난다.

대사장애

이상지질혈증에 따른 증상

POINT
- 혈중 트리글리세라이드가 높으면 췌장염이나 간비종이 생길 수 있다.
- 혈중 트리글리세라이드가 높으면 발진성 황색종이 나타날 수도 있다.
- 가족성 고콜레스테롤혈증으로 힘줄 등에 황색종이 생긴다.

고트리글리세라이드 혈증으로 췌장염, 간비종 일으켜

이상지질혈증이 있어도 그것만으로는 자각 증상이 나타나지 않는다. 하지만 오래 그 상태가 지속되면 **죽상동맥경화** 외에 다양한 증상이나 질병이 나타날 수 있다.

혈중 트리글리세라이드가 높은, 즉 이상지질혈증이 있는 사람에게서 때때로 볼 수 있는 것이 **췌장염과 간비종**이다. 췌장염은 혈중 트리글리세라이드가 극단적으로 높은 사람에게 많고 갑작스러운 복통으로 발병하지만 발병 메커니즘은 아직 밝혀진 것이 없다. 간비종이란 간과 비장이 붓는다는 뜻으로 이 메커니즘도 명확하게 밝혀지지는 않았지만 트리글리세라이드를 많이 함유한 **지단백질인 카일로마이크론**(p.86)이 간과 비장에 쌓여 발생하는 것으로 보고 있다.

또한 혈중 트리글리세라이드가 많은 경우에는 팔꿈치나 엉덩이, 무릎 등에 **발진황색종**이라고 불리는 커다란 여드름 같은 발진이 나타나기도 한다.

고콜레스테롤혈증의 특징적인 증상

원발성 이상지질혈증의 대표적인 질병인 **가족성 고콜레스테롤혈증**은 콜레스테롤이 몸 곳곳에 쌓여 **황색종**을 형성한다. 아킬레스건이 두꺼워지는 **아킬레스건 힘줄 황색종**, 팔꿈치와 엉덩이 등에 솟아오른 사마귀 같은 것이 생기는 **결절 황색종**, 눈 위 눈꺼풀에 생기는 **안검 황색종** 등이 있다. 또한 각막에 콜레스테롤이 침착되어 검은자위에 흰 고리가 보이는 **각막 고리**가 나타나기도 한다.

 시험에 나오는 어구

황색종
이상지질혈증 등으로 피부와 힘줄, 안검 등에 콜레스테롤이 쌓여 생기는 노란색 종양. 특히 가족성 고콜레스테롤혈증이 있을 때 나타난다.

 키워드

가족성 고콜레스테롤혈증
유전성 질병. 혈중 콜레스테롤 수치가 현저히 높아 적절한 치료를 하지 않으면 동맥경화를 시작으로 결국에는 심근경색까지 발생할 위험이 높다.

혈중 트리글리세라이드가 높은 사람에게서 흔히 볼 수 있는 증상

혈중 카일로마이크론이 늘어나고 트리글리세라이드가 증가하면 췌장염이나 간비종 등의 증상이 나타날 수 있다.

췌장염

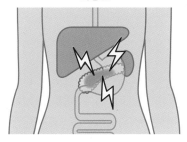

갑자기 심한 복통이 생긴다

혈중 트리글리세라이드가 극단적으로
높은 사람에게 많다.

간비종

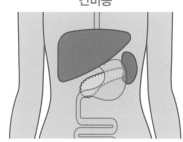

간과 비장이 붓는다

카일로마이크론의 정체와 축적으로 인해
생긴다.

혈중 콜레스테롤이 높은 사람에게서 흔히 볼 수 있는 증상

고콜레스테롤혈증이 있는 사람에게는 몸 곳곳에 황색종이 나타날 수 있다. 힘줄 황색종은 아킬레스건뿐만 아니라
손의 힘줄 등에도 나타난다. 가족성 고콜레스테롤혈증의 특징적인 증상이다.

아킬레스건 힘줄 황색종

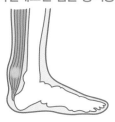

안검 황색종

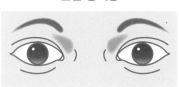

각막 고리

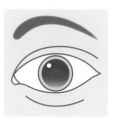

결절 황색종

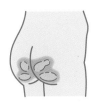

고콜레스테롤혈증이 있으면 몸 곳곳에
황색종이 생길 수 있다.

이상지질혈증의
치　　료 ① **식이요법 · 운동요법**

- 이상지질혈증을 개선하기 위해서는 식단조절이 필요하다.
- 저염식이 동맥경화 개선에 효과가 있다.
- 적당한 유산소 운동을 계속하면 트리글리세라이드 수치가 개선된다.

생활 습관을 바꿔 차근차근 고친다

이상지질혈증의 치료에는 생활 습관 개선과 **약물치료**(p.98)가 기본이다. 특히 과식이나 운동부족 등으로 **고트리글리세라이드혈증**(p.90)이 발병한 경우에는 생활 습관 개선이 필요하다. **생활 습관**을 개선하면 이상지질혈증뿐만 아니라 이상지질혈증과 합병하기 쉬운 당뇨병이나 고혈압, **대사증후군**(p.100) 같은 질병과 그로인해 발병하는 동맥경화성 질환을 예방·개선할 수 있다. 생활 습관 개선의 핵심은 금연, 식단조절, 적당한 운동습관, 절주 등이다.

전통 한식을 재검토하자

전통 한식을 **식이요법**으로 권장하는 경우가 있다. **전통 한식**이란 생선, 채소, 콩, 해조류나 버섯 등을 재료로 많이 사용하고 잡곡이나 미정제 곡물을 자주 섭취하는 습관을 말한다. 고기 비계나 버터 같은 **동물성 지방**이 적은 것도 특징이다. 하지만 한식은 염분이 많은 경향이 있으므로 싱겁게 먹을 필요가 있다. 또한 병증이나 동맥경화의 진행도 등에 따라 섭취 에너지나 지질 섭취 방법 등을 조정할 필요가 있으므로 의사나 영양사와 상담하면서 실천하는 것이 좋다.

운동요법으로는 유산소 운동이 동맥경화 예방에 효과적이다. 가능하면 매일 30분 이상(최소 주 3일) 운동을 하는 습관을 들이자. 하지만 동맥경화로 인한 **심장 질환**이나 관절 통증 등의 문제를 안고 있는 사람은 격렬한 운동은 피하는 것이 좋다.

대사 증후군(메타볼릭 신드롬)
내장지방형 비만, 지질 이상, 고혈압, 내당능 장애 등이 복합적으로 작용해 동맥경화 위험이 높은 상태를 말한다.

전통 한식
한식에는 생선, 야채, 해조, 버섯 등을 많이 사용하여 저칼로리, 저동물성 지방, 고식이섬유 등의 특징이 있다. 포만감 있는 식품이 많고 잘 씹어야 하므로 과식을 막는 효과도 있다. 다만 염분이 많은 경향이 있으므로 주의가 필요하다.

동물성 지방
고기 비계나 버터 등 유지방을 가리킨다. 지방산의 탄소 사슬이 수소로 포화돼 있는 포화지방산이 많다. 포화지방산은 동맥경화나 그에 따른 심장 혈관계 질환의 위험을 높이고 인슐린 저항성을 높이는 것으로 알려져 있다.

이상지질혈증의 기본적인 식이요법

이상지질혈증의 경우에는 동물성 지질은 적게 먹고, 야채나 해조류, 버섯은 듬뿍 먹는 것이 좋다. 또한 콩 제품은 충분히 섭취하고, 염분은 적게 먹는 것이 식이요법의 포인트다. 잘 씹어서 천천히 먹는 것도 중요하다.

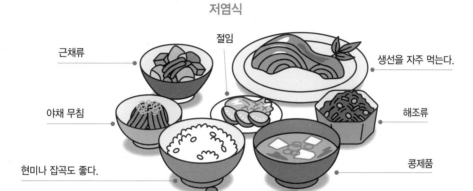

생선이나 콩제품, 채소, 해조류 등을 위주로 하는 음식은 이상지질혈증이나 동맥경화를 예방하는 데 도움이 된다. 다만 이런 음식은 염분 함량이 높으므로 적당히 섭취하는 것이 좋다.

이상지질혈증 개선을 위한 생활 습관

이상지질혈증을 개선하는 데는 금연이나 적당한 운동이 중요하다. 금연이나 적당한 운동은 이상지질혈증에 합병하기 쉬운 고혈압이나 당뇨병, 고요산혈증을 예방하고 개선하는 데 효과가 있다.

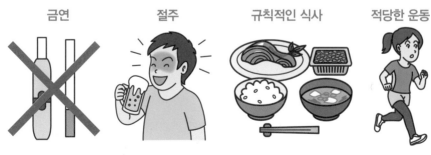

금연	절주	규칙적인 식사	적당한 운동
액상형 담배도 금연한다.	술은 조금씩 간격을 두고 마심으로써 중간중간 휴식을 취하도록 한다.	세 끼 거르지 않고 규칙적으로 식사를 한다.	가능하면 매일 30분 이상 자주 몸을 움직인다.

이상지질혈증의
치　　　료 ② **약물요법**

- 합성을 억제하고 분해를 촉진하여 트리글리세라이드를 낮춘다.
- 흡수나 합성을 억제하여 콜레스테롤을 낮춘다.
- 간에서 콜레스테롤을 거둬들여 혈중의 양을 줄인다.

혈중 트리글리세라이드를 줄이는 약

이상지질혈증 치료제에는 혈중 트리글리세라이드를 낮추는 약과 LDL
-콜레스테롤을 낮추는 약이 있다.

혈중 트리글리세라이드가 높은 경우는 트리글리세라이드의 합성을
억제하고 분해를 촉진하는 약을 쓴다. **피브레이트계 약물**은 트리글리
세라이드의 합성을 억제하고 혈중 지단백질 속의 트리글리세라이드 분
해를 촉진한다. 또한 유리지방산의 방출을 촉진하여 혈중 트리글리세
라이드를 낮춘다. 등푸른 생선에 많이 함유되어 있으며 **혈중지질을 낮**
추는 DHA와 EPA 같은 **오메가-3계 다가불포화지방산**도 사용한다. 니
코틴산 유도체는 지방조직에서 지방의 분해를 억제하는 작용을 한다.

혈중 콜레스테롤을 줄이는 약

혈중 콜레스테롤이 높은 경우에는 소장에서 콜레스테롤이 흡수되
는 것을 억제하는 약이나 간에서 콜레스테롤 합성을 억제하는 약, 혹
은 LDL을 간으로 거둬들이는 작용을 촉진해 혈중의 LDL을 줄이는 약
을 쓴다.

소장의 콜레스테롤 흡수를 억제하는 약으로는 **에제티닙과 레진**이라
는 약이 있다. 간에서 콜레스테롤 합성을 억제하는 약으로는 **스타틴**이
나 **프로브콜** 같은 약이 있다. 또한 스타틴, 에제티닙, 레진, PCSK9 저
해제 등은 혈중 LDL을 간으로 거둬들이는 작용을 촉진한다. 프로브콜
은 간에서 담즙이 만들어질 때 콜레스테롤을 그 성분으로서 배설을 촉
진시켜 혈중 콜레스테롤을 낮추는 작용도 한다.

**오메가-3계 다가불포
화지방산**
지방산 탄소 사슬의 탄소
결합에 이중 결합이 있는
것을 불포화지방산이라
고 하고, 이중 결합이 2개
이상인 것을 다가불포화
지방산이라고 한다. 오메
가-3, 오메가-6은 그 분
자 구조가 다르다.

PCSK9
간에서 만들어지는 효소
로 간에 LDL을 거둬들이
는 데 필요한 LDL 수용체
의 분해를 촉진하는 작용
을 한다. 이를 저해하면
간에 LDL의 유입이 촉진
돼 혈중 LDL이 떨어진다.

혈중 트리글리세라이드를 낮추는 약

간에서 합성되는 것을 저해하는 약과 혈중 지단백질 속의 트리글리세라이드를 분해하여 유리지방산 방출을 촉진하는 약이 있다.

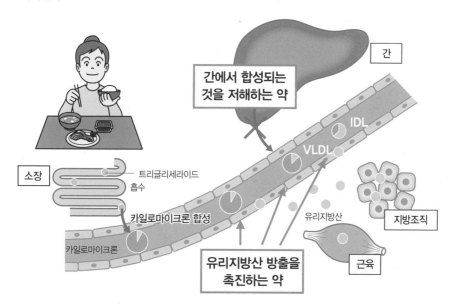

혈중 콜레스테롤을 낮추는 약

소장에서 흡수되는 것을 저해하는 약과 간에서 합성되는 것을 저해하는 약이 있고, 담즙에 배설되는 것을 촉진하는 약과 간에 LDL이 유입되는 것을 촉진하는 약이 있다.

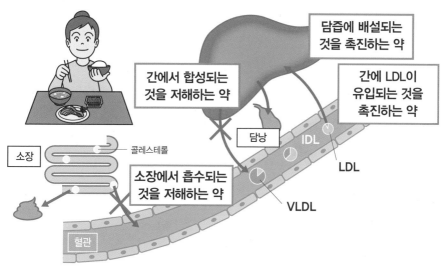

99

대사장애

대사증후군이란?

POINT
● 방치하면 뇌경색이나 심근경색을 일으킬 가능성이 높다.
● 내장지방형 비만은 당뇨병이나 고혈압 등을 일으키기 쉽다.
● 여러 리스크가 동맥경화 진행을 증폭시킨다.

내장지방형 비만이 부르는 질병

대사증후군이란 내장지방이 축적되어 이상지질혈증, 당뇨병 전단계, 고혈압 등 동맥경화를 일으키는 여러 질환이 한꺼번에 나타나는 상태를 말한다. 예전에는 당뇨병 같은 질병을 대사증후군과는 별도로 취급했다.

하지만 이런 질환은 내장지방이 축적되어 생기는 인슐린 저항성(p.42)이 공통원인인 경우가 많고, 여러 질환의 합병이 **뇌경색, 심근경색** 등 동맥경화 발병 위험을 증폭시키는 것으로 나타났다. 이렇게 여러 질환을 동시에 치료할 필요가 있고, **심혈관 질환** 위험인자가 겹쳐 있는 상태를 대사증후군(메타볼릭 신드롬)이라고 부른다.

허리둘레를 측정하여 진단

대사증후군은 다음과 같은 검사항목의 수치로 진단한다. 먼저 **허리둘레**를 측정하여 남성 90㎝ 이상, 여성 85㎝ 이상이면 내장지방이 과도하게 축적된 상태라고 판단한다. 여기에 **높은 공복 혈당, 이상지질혈증, 고혈압**의 기준 중 2가지 이상 해당하는 경우에 대사증후군이라고 진단한다.

대사증후군을 진단하는 목적은 동맥경화가 진행되어 뇌경색이나 심근경색을 유발시키는 것을 미연에 방지하기 위한 것이다. **특정 검진**에서 대사증후군이라는 진단을 받으면 방치하지 말고 자각증상이 없어도 반드시 병원 진료를 받고 치료를 시작해야 한다.

 시험에 나오는 어구

대사증후군(메타볼릭 신드롬)
내장지방형 비만에 당뇨병 전단계, 고혈압, 이상지질혈증 등 여러 질환이 한꺼번에 나타나는 상태. 동맥경화의 진행을 증폭시켜 뇌경색이나 심근경색을 유발할 가능성이 크다.

 키워드

메타볼릭
신진대사를 의미한다.

신드롬
증후군. 동시에 일어나는 일련의 증후군을 말한다.

건강 진단(국가 검진)
국가에서 40세~74세의 국민건강보험 가입자를 대상으로 실시하는 건강 검진. 생활 습관병 가능성이 있는 경우에는 특정 보건지도를 받을 수 있다.

대사증후군의 개념

내장지방형 비만이 있는 데다 이상지질혈증이나 당뇨병 전단계, 고혈압 등이 있으면 대사증후군일 가능성이 증폭된다. 대사증후군은 동맥경화를 일으키고 결국 뇌경색이나 심근경색 등 심각한 질병으로 진행될 수 있다.

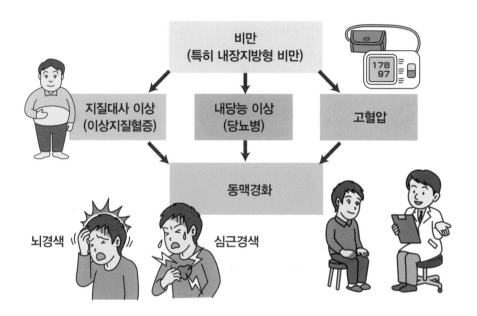

대사증후군 진단 기준

허리둘레를 측정해 내장지방이 축적돼 있다고 판단된 사람의 경우 고혈당, 지질 이상, 고혈압 중 2개 이상이 해당하면 대사증후군으로 진단한다.

■ 필수 조건

내장지방 축적 (복부비만)	허리둘레* 남성 90cm 이상 여성 85cm 이상

* 허리둘레 : 서 있는 자세로 가볍게 호흡할 때 배꼽 부위를 잰다.

■ 아래 2항목 이상 충족(남녀 모두)

당대사 이상	공복시 혈당 : ≧100mg/dℓ
혈청지질 이상	지질: 트리글리세라이드(TG)≧150mg/dℓ 또는 HDL 콜레스테롤<40mg/dℓ
혈압 고점	혈압: 수축기 혈압≧130mg/dℓ(여과 50m/dℓ 미만) 또는 확장기 혈압≧85mg/dℓ

대사증후군과 동맥경화의 진행

대사장애

POINT

- 인체의 지방세포는 아디포카인이라는 단백질을 분비한다.
- 아디포카인은 정상적인 대사에 악영향을 미친다.
- 몸에 해로운 아디포카인이 동맥경화를 촉진한다.

몸에 유익한 아디포카인과 몸에 해로운 아디포카인

대사증후군의 문제점은 자각증상 없이 온몸의 혈관에 동맥경화(p.92)를 진행시킬 위험이 있다는 것이다. 이 문제는 몸속에 쌓여 있는 내장지방에서 나오는 **아디포카인**과 관련이 있다.

아디포카인은 지방세포가 분비하는 **생리활성물질**로 동맥경화를 촉진하는 몸에 해로운 아디포카인이 있는 반면 동맥경화를 억제하는 작용을 하는 몸에 유익한 아디포카인도 있다. 체지방에는 **피하지방과 내장지방**이 있는데, 두 지방세포는 몸에 해로운 아디포카인과 몸에 유익한 아디포카인을 분비한다. 이 중 내장지방은 몸에 해로운 아디포카인을 많이 분비하는 성질이 있다. 이러한 이유로 내장지방이 증가하면 동맥경화가 진행되는 것이다.

몸에 유익한 아디포카인과 몸에 해로운 아디포카인의 작용

몸에 유익한 아디포카인인 렙틴은 식욕을 억제하고 **아디포넥틴**은 동맥경화를 억제한다. 반면 몸에 해로운 아디포카인인 TNF-α나 레지스틴은 **인슐린 저항성**(p.42)을 높인다. PAI-1은 **혈전 형성**을 촉진하고, 안지오텐시노겐이 활성화되면 혈압이 올라간다.

몸에 해로운 아디포카인의 작용으로 인슐린 저항성이 높아지면 고혈당 상태가 계속되어 혈관이 손상된다. 이에 반해 몸에 유익한 아디포넥틴은 인슐린 저항성을 개선하고 동맥경화를 방지하는 역할을 한다.

몸에 해로운 아디포카인으로 인해 혈압이 상승하거나 혈전이 만들어지면 동맥경화를 촉진하여 **뇌경색**, **심근경색**의 위험을 높인다.

시험에 나오는 어구

아디포카인
지방세포가 분비하는 생리활성물질. 면역조절과 무관한 생리활성물질도 포함하는 명칭이다. 호르몬과 같은 작용을 한다. 인체에 유익한 좋은 아디포카인과 해를 끼치는 나쁜 아디포카인이 있다. 특히 내장지방에서는 나쁜 아디포카인이 많이 분비된다.

메모

아디포
지방을 의미한다.

지방세포가 분비하는 아디포카인

지방세포가 분비하는 생리활성물질을 아디포카인이라고 한다. 아디포카인에는 인체에 유익한 아디포카인이 있는 반면 인체에 해로운 아디포카인도 있다.

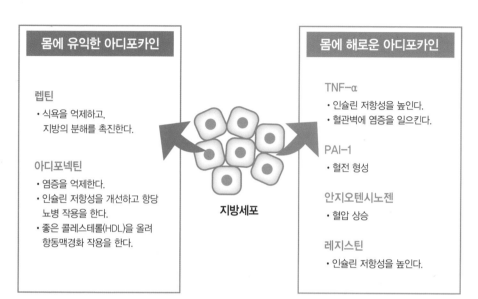

몸에 유익한 아디포카인

렙틴
- 식욕을 억제하고, 지방의 분해를 촉진한다.

아디포넥틴
- 염증을 억제한다.
- 인슐린 저항성을 개선하고 항당뇨병 작용을 한다.
- 좋은 콜레스테롤(HDL)을 올려 항동맥경화 작용을 한다.

지방세포

몸에 해로운 아디포카인

TNF-α
- 인슐린 저항성을 높인다.
- 혈관벽에 염증을 일으킨다.

PAI-1
- 혈전 형성

안지오텐시노젠
- 혈압 상승

레지스틴
- 인슐린 저항성을 높인다.

몸에 해로운 아디포카인을 많이 분비하는 내장지방

내장지방의 지방세포에서는 몸에 해로운 아디포카인이 많이 분비되기 때문에 그 작용으로 동맥경화가 진행될 수 있다.

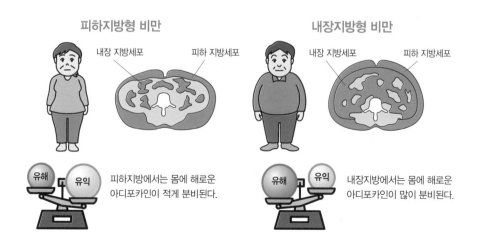

피하지방형 비만

내장 지방세포 · 피하 지방세포

유해 / 유익

피하지방에서는 몸에 해로운 아디포카인이 적게 분비된다.

내장지방형 비만

내장 지방세포 · 피하 지방세포

유해 / 유익

내장지방에서는 몸에 해로운 아디포카인이 많이 분비된다.

대사증후군의 개선과 예방

대사장애

과식, 빨리 먹기, 결식은 비만의 큰 적

　대사증후군은 이상지질혈증 혹은 당뇨병이 발병하거나 동맥경화가 나타나기 전에 생활 습관을 개선하면 더 진행되지 않게 막을 수 있는 질환이다. 중요한 것은 내장지방이 쌓이지 않도록 해야 하고, 내장지방이 쌓였다면 줄여야 한다는 점이다. 그러기 위해서는 다른 생활 습관병과 마찬가지로 적절한 식사 조절과 규칙적이고 꾸준한 운동이 필요하다.

　음식은 적당량을 섭취할 뿐 아니라 균형 잡힌 좋은 식단으로 세 끼를 규칙적으로 먹는 것이 중요하다. 그리고 빨리 먹지 않고 천천히 잘 씹어 먹는 것도 중요하다.

내장지방은 운동하면 줄어든다

　특히 운동이 중요하다. 운동을 하면 피하지방보다 내장지방이 쉽게 줄어들기 때문이다. 어느 정도 지속할 수 있는 유산소 운동을 중심으로 하면 되지만 근육량을 늘리고 기초대사를 높이기 위해서는 저항성 운동도 함께 하는 것이 좋다. 운동은 인슐린 저항성을 낮추는 효과가 있어 동맥경화를 예방하는 데 도움이 된다.

　다만 주말에만 몇 시간 동안 운동을 할 뿐 평일에는 앉아 보내는 시간이 길다면 생각했던 만큼의 효과를 기대하기 어렵다. 운동을 하지 않는 날이 2일 이상 지속되지 않도록 하고, 일상생활 속에서도 늘 움직여야 한다. 따라서 기분 전환이나 사람들과의 교류도 겸해 정기적으로 스포츠를 즐기는 것이 이상적인 운동습관이라고 할 수 있다.

시험에 나오는 어구

유산소 운동
경도에서 중간 정도의 강도로 호흡을 실시하면서 일정 시간 동안 지속되는 운동. 산소를 이용한 에너지 대사에 의해 수행된다. 걷기, 조깅, 수영, 사이클링 등.

저항성 운동
물건 자체의 무게나 덤벨, 고무 튜브, 트레이닝 머신 등 어떠한 저항을 이용해 근육을 단련하는 운동. 근력 강화, 근육량 유지, 기초대사 유지를 기대할 수 있다. 당뇨병 환자나 고령자라도 저항성 운동은 필요하다.

메모

앉아서 보내는 시간이 길면
가끔 운동을 한다 해도 오랫동안 앉아 일하는 사람에게는 심혈관계 질환이 생길 위험이 높다.

식이요법의 핵심

생활 습관병의 예방·개선을 위해서는 건강한 식사가 필수적이다. 적정한 에너지량으로 영양 균형이 잡힌 식사를 하는 것은 어떤 생활 습관병 예방에도 필요한 일이다.

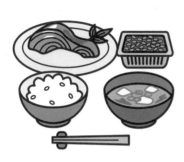 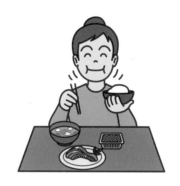

적정한 에너지량으로 영양 균형이 잘 잡힌 식사를 한다. 염분은 낮아야 한다.

세 끼 규칙적으로 먹는다. 빨리 먹지 말고 잘 씹어 먹는다.

운동요법의 핵심

내장지방은 운동을 하면 줄어든다. 가끔 격렬한 운동을 하는 것보다 매일매일의 삶 속에서 적극적으로 움직이는 것이 중요하다.

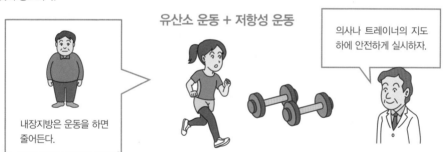

유산소 운동 + 저항성 운동

의사나 트레이너의 지도 하에 안전하게 실시하자.

내장지방은 운동을 하면 줄어든다.

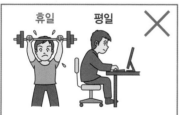

휴일　평일

휴일만 운동하고 다른 날에는 앉아 있는 생활을 한다면 소용이 없다.

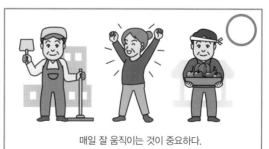

매일 잘 움직이는 것이 중요하다.

고령자의 저영양과 노년 증후군

POINT
● 노화에 따른 전신의 기능 저하 증상이나 징후를 노년 증후군이라고 한다.
● 쇠약(frailty)은 건강한 상태와 돌봄이 필요한 상태의 중간이다.
● 적절히 지원하면 고령자도 건강한 상태로 회복할 수 있다.

돌봄이 필요한 상태로 발전할 가능성도

고령자의 경우 비만보다 마른 쪽이 문제가 될 수 있다. 노화에 따라 활동량이 줄고, 미각이나 연하기능, 소화기능 등이 떨어져 음식을 잘 먹지 못하면 저영양 상태가 된다. 고령자의 저영양에는 다양한 요인이 맞물려 있다. 거동이 불편해 장을 보러 가지 못하거나 음식을 만들지 못하고 음식을 챙겨주는 사람이 없는 경우, 경제적으로 궁핍하거나 인지기능이 떨어져 잘 먹지 못하는 경우도 있다. 영양이 부족하면 근육량이 감소하고, 활동량이 줄어 영양 부족과 근력 저하를 부추긴다. 고령자의 경우 영양이 부족하면 돌봄이 필요한 상태가 될 가능성이 높다. 돌봄이 필요한 상태나 그 전 단계의 상태를 노년 증후군이라고 한다.

체중 감소와 활동량 저하로 인한 노년 증후군

쇠약(Frailty)과 근감소(p.108)가 노년 증후군으로 주목받고 있다. 쇠약은 허약하거나 취약하다는 뜻의 Frailty가 어원으로, 나이들면서 운동기능이나 인지기능이 떨어진 상태를 말한다. 신체적, 정신·심리적, 사회적 측면이 있다. 체중 감소와 근력 저하 등 몇 가지 기준을 두고 종합적으로 진단한다.

쇠약은 건강한 상태와 돌봄이 필요한 상태의 중간을 말한다. 이런 상태에 있는 사람을 아무 대책 없이 내버려 두면 머지않아 돌봄이 필요한 상태에 이르지만, 적절히 지원하면 건강한 상태로 회복할 수도 있다. 그 사람의 건강 상태를 확인해 신체적, 정신적, 사회적 측면에서 다면적이고 적극적으로 지원하는 것이 중요하다.

시험에 나오는 어구

노년 증후군
노화에 따른 심신 기능 저하로 일어나는 증상이나 징후를 통틀어 이르는 말이다. 쇠약과 근감소가 여기에 해당한다.

쇠약(Frailty)
고령자가 허약, 취약해진 상태를 말한다. 대처하지 않고 내버려 두면 돌봄이 필요한 상태가 될 수 있다. 신체적 쇠약(p.108), 정신·심리적 쇠약, 사회적 쇠약 등이 있다.

키워드

Frailty
허약, 취약을 의미하는 말. 프레일티라고 읽는다.

쇠약이란?

쇠약(Frailty)은 건강한 상태와 돌봄이 필요한 상태의 중간을 이르는 말이다. 쇠약이란 머지않아 돌봄이 필요한 상태에 빠질 가능성이 높지만, 적절히 개입해 지원하면 회복할 가능성도 있다.

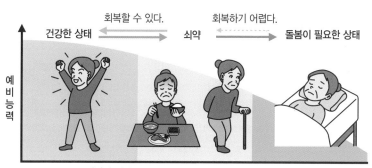

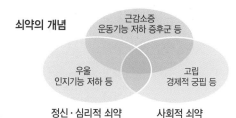

쇠약에는 신체적 측면뿐만 아니라 정신·심리적 측면과 사회적 측면이 있다. 이것은 서로의 상태에 영향을 미친다.

쇠약의 진단 기준

쇠약의 진단 기준이나 체크 리스트에는 몇 가지가 있으나 보통 아래의 진단 기준을 사용한다.

개정 일본판 CHS 기준(개정 J-CHS 기준)

항목	평가 기준
체중 감소	6개월 만에 2kg 이상 체중 감소
근력 저하	쥐는 힘: 남자<28kg, 여자<18kg
피로감	지난 2주 동안 괜히 피곤한 느낌이 든다.
보행 속도	통상 보행 속도 <1.0m/초
신체활동	① 가벼운 운동이나 체조를 합니까? ② 정기적으로 운동을 합니까? 위의 두 가지 모두 1주일에 한 번도 하지 않는다고 응답

* 3항목 이상 해당: 쇠약 * 1~2항목 해당: 쇠약 전 단계 * 해당없음: 건강한 상태
(Satake S,et al. Geriatr Gerontol In,t 2020; 20 (10) : 992-993.)

근감소증과 운동기능저하증후군

- ●근감소증이란 노인질환으로 근육량과 근력이 떨어진 것을 말한다.
- ● 근감소증으로 인해 운동기능저하증후군으로 진행한다.
- ● 누구나 어디에서나 쉽게 근감소를 알아내는 방법이 있다.

노년 증후군에 해당하는 근감소증

노년 증후군에 해당하는 것으로 **근감소증**(Sarcopenia)이 있다. 나이가 들면서 팔다리를 구성하는 **골격근**이 감소하여 근력이나 운동기능이 현저히 떨어진 상태를 말한다. 마른 사람이라도 활동적이고 체내 근육량이 줄지 않았다면 근감소증이 아니다. 반면 살이 찐 사람 중에도 근육량이 줄어 있으면 **근감소성 비만**이다. 근육이나 **뼈**, 관절 등의 운동기관(공간 이동을 위하여 사용하는 기관)에 통증이나 변형, 기능 저하 등이 있어 서거나 걷는 이동기능이 떨어진 상태를 **운동기능저하증후군**(로코모티브 신드롬)이라고 한다. 운동기능저하증후군 상태가 악화되면 결국 **돌봄이 필요한 상태**에 빠질 가능성이 있다. 근감소증이 있으면 운동기능저하증후군으로 발전할 가능성이 있고, **쇠약 중 신체적 쇠약** 요인의 하나로 자리 잡을 수 있다.

조기 발견, 적절한 개입으로 진행을 막는다

근감소는 조금씩 진행되기 때문에 자신이나 가족이 모르고 지나치기 쉽다. 하반신이 약해져도 나이가 들었기 때문에 어쩔 수 없다고 그대로 두는 경우도 적지 않다. 하지만 근감소증은 조기에 발견하여 진행을 막는 것이 중요하다. 근감소증인지 확인하기 위해 시설이 갖추어진 의료기관 등에서 검사해보는 방법도 있지만, 고령자가 실행하기는 쉽지 않다. 여기서 간단하게 근감소증의 가능성을 발견할 수 있는 악력(쥐는 힘) 테스트, 반지 테스트, 보행 속도 테스트를 소개한다. 특히 손가락 고리 테스트는 간단하고 유용한 검사 방법이다.

 시험에 나오는 어구

근감소증(Sarcopenia)
근육량이 감소하여 근력이나 신체 능력이 떨어진 상태. 근육이란 뜻의 사코(sarco)와 부족, 감소를 의미하는 페니아(penia)가 합쳐진 말이다. 2017년 초 세계보건기구(WHO)는 사코페니아에 질병분류코드를 부여했다.

근감소성 비만
몸무게는 많이 나가지만 골격근량이 적어 신체 능력이 저하된 상태.

운동기능저하증후군 (로코모티브 신드롬)
뼈·척추·관절·신경·근육 등 운동과 관련된 기관이 약해져 통증이 생기고, 나중에는 걷는 데에 어려움을 느끼는 질환이다. 2007년 일본정형외과학회에서 처음 제안한 개념으로 '운동기능저하 증후군(로코모티브 신드롬)'이라고도 한다.

 메모

근감소증 진단 기준
유럽의 워킹그룹(EWGSOP) 기준을 바탕으로 아시아 워킹그룹(AWGS)이 아시아인의 기준을 만들었다.

근감소증과 운동기능저하증후군

운동기능저하증후군은 운동기관의 장애로 서거나 걷는 이동기능이 떨어진 상태이고, 근감소증은 팔다리를 구성하는 골격근이 감소하여 근력이나 운동기능이 현저히 떨어진 상태이다.

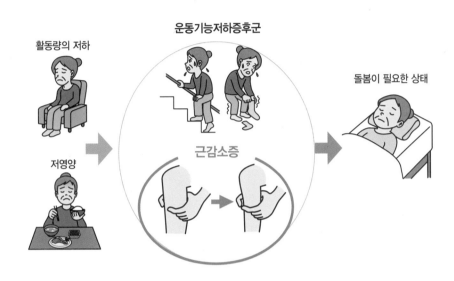

활동량의 저하

저영양

운동기능저하증후군

근감소증

돌봄이 필요한 상태

근감소증 체크 방법

팔다리의 근육량이 감소하여 근력과 걷는 속도가 떨어지고 악력이 약해져 있는 경우에 근감소증이라고 진단한다. 간단하게 그 가능성을 체크하는 방법이 있다. 특히 양손으로 종아리의 가장 굵은 부분을 확인해보는 손가락 고리 테스트는 간단하고 유용하다.

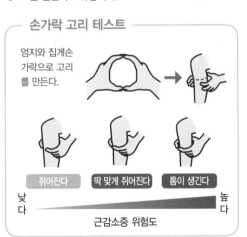

손가락 고리 테스트

엄지와 집게손가락으로 고리를 만든다.

쥐어진다　　딱 맞게 쥐어진다　　틈이 생긴다

낮다　　　　　　　　　　　　　　　　　높다

근감소증 위험도

악력 테스트

남성 28kg 미만, 여성 18kg 미만은 근감소증일 가능성이 있다.

보행 속도 테스트

청색 신호일 때 다 건너지 못한다면 근감소증일 가능성이 있다.

요산의 대사 구조

POINT

- 요산은 핵산 등의 성분인 퓨린체의 대사산물이다.
- 퓨린체는 음식으로 섭취할 수 있고 간에서도 합성된다.
- 체내에는 일정량의 요산이 있다.

핵산 등의 퓨린체가 대사 물질

요산은 퓨린체라고 하는 물질의 대사산물이다. 퓨린체는 세포핵의 핵산(DNA나 RNA) 성분으로 체내에서 몸의 에너지 공급원이 되는 물질(ATP나 GTP)의 형태로 존재한다. 퓨린체는 음식물로 섭취할 뿐만 아니라 간에서도 합성되는데, 핵산과 에너지 공급원의 합성에 사용된다. 한편 일부 퓨린체는 간에서 대사되어 최종 산물인 요산을 생성한다. 체내에서 생성된 요산은 소변이나 변으로 배출된다.

물에 잘 녹지 않고 과잉이 되면 결정을 만든다

요산이라고 하면 **통풍**을 일으키는 물질이라고 생각하는 사람이 많다. 좋지 않은 물질이기 때문에 체내에서 생긴 요산은 전부 배출될 것이라고 생각할지 모르지만 실제로는 그렇지 않다. 체내에는 1200mg 정도의 요산이 늘 존재한다. 음식으로 섭취하거나 간에서 합성되어 하루에 약 700mg, 또는 그와 비슷한 양이 배출된다. 다시 말해 요산의 양이 유지되는 것이다. 왜 체내에 요산이 존재하는지는 명확하지 않지만 요산이 항산화 작용과 관련이 있을 수도 있다.

요산은 물에 잘 녹지 않는 성질을 가지고 있다. 산성 물질이기 때문에 산성 용액에는 더 녹기 어렵다. 이러한 이유로 혈중이나 소변 속의 요산 **농도**가 지나치게 높거나 소변의 pH가 산성으로 기울면 녹지 못한 요산이 혈중이나 소변 속에서 결정을 만든다. 그 결과 발생하는 것이 통풍발작(p.114)이나 **요로결석**이다.

시험에 나오는 어구

요산
퓨린체가 대사되어 생기는 물질. 물에 잘 녹지 않으며, 산성 물질이므로 산성 용액에는 더 녹기 어렵다. 체내에서 항산화 작용을 하는 것으로 알려져 있다.

퓨린체
퓨린 염기 구조를 가진 유기물을 통틀어 말한다. 인체에서는 DNA, RNA와 같은 핵산 성분(아데닌, 구아닌)이나 ATP(아데노신3인산) 성분(프린뉴클레오티드) 등이 퓨린체이다. 퓨린체는 대사되면 요산이 된다.

핵산
세포의 유전 정보를 기록하고 전달하는 물질. 디옥시리보핵산(DNA)과 리보핵산(RNA)이 있다. 구성하는 염기에 퓨린 염기(아데닌, 구아닌)와 피리미딘 염기(시토신, 티민, 우라실)가 있다.

키워드

체내에 있는 요산의 양
체내에는 항상 일정한 양의 요산이 존재한다. 음식으로 섭취한 것과 간에서 합성된 요산과 동등한 요산이 소변이나 변으로 배설되어 요산의 총량이 유지된다.

퓨린체란?

퓨린 염기를 가진 물질을 퓨린체라고 한다. DNA나 RNA 핵산이나 에너지원이 되는 ATP에 함유되어 있다. 푸린체가 대사되면 요산이 된다.

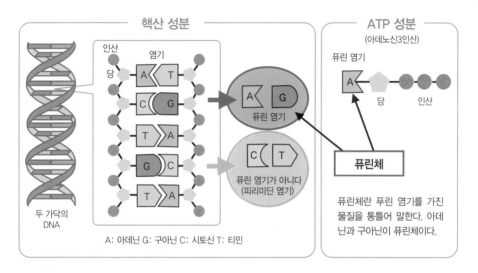

핵산 성분

인산
염기
당
A < T
C < G
T > A
G < C
T > A

퓨린 염기
A < G

퓨린 염기가 아니다
(피리미딘 염기)
C < T

두 가닥의 DNA

A: 아데닌 G: 구아닌 C: 시토신 T: 티민

ATP 성분
(아데노신3인산)

퓨린 염기
A

당   인산

퓨린체

퓨린체란 푸린 염기를 가진 물질을 통틀어 말한다. 아데닌과 구아닌이 퓨린체이다.

요산의 대사와 요산량

퓨린체는 음식에서 섭취하는 것과 간에서 생성되는 것이 있다. 퓨린체 대사산물인 요산은 체내에 일정량이 존재하고 있어 공급과 배설의 균형을 이룬다.

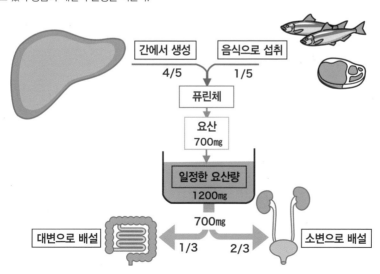

간에서 생성   음식으로 섭취
4/5   1/5

퓨린체

요산
700mg

일정한 요산량
1200mg

700mg

대변으로 배설   소변으로 배설
1/3   2/3

고요산혈증의 원인

POINT
- 요산이 과도하게 생성되면 혈중 요산 수치가 올라간다.
- 요산 배설이 잘 안 되면 혈중 요산 수치가 올라간다.
- 요산의 과잉 생성과 배설 저하가 합병되는 경우도 많다.

요산이 과잉 생성되는 원인

요산의 대사에 이상이 생겨 혈중 **요산 농도**가 비정상적으로 높은 상태를 **고요산혈증**이라고 한다. 고요산혈증은 요산이 많이 만들어지거나 요산이 잘 배설되지 않는 경우, 또는 두 가지 모두 원인일 수 있다.

요산이 과도하게 생성되는 데는 몇 가지 원인이 있다. 푸린체를 대사하는 효소의 이상, 체내에서 세포가 대량으로 손상되는 병(**용혈성빈혈**, 종양 세포가 손상되는 **종양붕괴증후군**, 근육에 염증이 생기는 **근병증**), 어떤 약제의 영향, 퓨린체를 함유한 식품의 과다 섭취, 원인불명 등이 있다.

요산 배설 기능이 저하되는 원인

요산을 잘 배설하지 못하는 데는 몇 가지 원인이 있다. 신부전 등으로 신장 기능이 떨어져 있거나 탈수 등으로 **순환 혈액량**이 감소하여 신장에서 소변을 만드는 데 필요한 양의 혈액이 흘러내리지 않는 경우이다. 또한 어떤 질환으로 인해 혈액이 산성일 때, 요산 배설 기능이 떨어질 수 있고, 약제의 영향일 수도 있다.

과식이나 알코올 과다 섭취, 격한 운동을 할 때도 혈중 요산치가 상승한다. 여기에는 요산의 과다한 생성과 배설의 저하 모두가 관련되어 있다.

 시험에 나오는 어구

고요산혈증
혈중 요산 수치가 7.0mg/dℓ을 초과하는 경우를 고요산혈증이라 한다. 요산의 과잉 생성과 배설 저하가 고요산혈증의 원인이다. 통풍이 발병하는 경우가 있다.

🔒 **키워드**

순환 혈액량
몸을 순환하고 있는 혈액의 양을 말한다. 탈수나 대출혈 등으로 저하된다. 순환 혈액량이 감소하면 혈압이 떨어지고 신장 혈류량도 줄어든다.

맥주를 퓨린체 제로 술로 대체하면?

늘 마시던 맥주를 퓨린체 제로 술로 대체한다고 해서 퓨린체 섭취량이 그만큼 줄어드는 것은 아니다. 퓨린체는 다양한 식품에 함유되어 있으므로 매일 먹는 음식 중에서 퓨린체가 많은 식품에 주의해야 한다. 의사나 영양사와 상담하면서 자신의 요산치나 식생활에 맞는 식이요법을 실천하는 것이 좋다.

요산이 과도하게 생성되는 요인

혈중 요산 수치가 올라가는 원인 중 하나는 요산이 과도하게 생성되기 때문이다. 퓨린체를 대사하는 효소에 이상이 있거나 용혈성빈혈, 혹은 종양붕괴증후군 등으로 세포가 손상되어 대량으로 핵산을 방출했거나 퓨린체가 많이 든 식품을 과다 섭취했을 때 체내에 요산이 과잉 생성된다.

푸린체의 대사 효소 이상

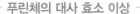

간 기능에 문제가 있다.

용혈성빈혈이나 종양붕괴증후군 등

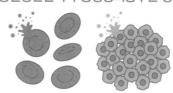

세포가 손상되어 일어나는 혈액의 질환이나 종양 세포가 손상되는 종양 붕괴 증후군

푸린체가 많이 함유된 식품을 과다 섭취

가다랑어, 가다랑어포

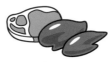

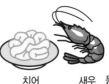

맥주　　정어리　　간이나 고기　　치어　　새우 등

요산이 잘 배설되지 않는 요인

혈중의 요산치가 증가하는 원인 중 하나는 요산을 잘 배출하지 못하기 때문이다. 그 원인으로는 신장기능의 저하, 탈수로 인한 순환 혈액량의 감소, 산증 등을 들 수 있다.

신장기능 저하

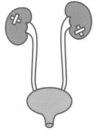

소변을 만드는 신장 기능이 저하되어 요산을 잘 배출하지 못한다.

탈수

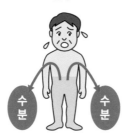

순환 혈액량이 감소하고 신장의 혈류량이 줄어 소변이 충분히 생성되지 않는다.

산증

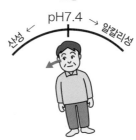

산성 ← pH7.4 → 알칼리성

체액이 산성으로 기울면 요산이 녹기 어려워 소변으로 배설되는 양이 줄어든다.

통풍

- 고요산혈증으로 일어나는 대표적인 질병이 통풍이다.
- 관절에 요산이 쌓이면 염증이 생겨 격통이 일어난다.
- 고요산혈증이 개선되지 않으면 통풍발작은 반복된다.

전신 관절에 요산이 쌓여 염증이 생기는 것이 통풍

통풍을 부르는 대표적 질환이 바로 **고요산혈증**이다. 혈중 요산 농도가 높아지면 체액에 다 녹지 못한 요산이 결정화되어 몸 곳곳에 쌓인다. 요산 결정(요산 덩어리)은 엄지발가락 관절을 비롯해 전신 관절에 쌓이기 쉬운데, 그곳에 염증이 생기면 심한 통증이 발생한다. 그 밖에도 요산 결정이 귀 등의 피하에 쌓이면 요산 덩어리인 **통풍결절**이 생긴다. 요산 결정은 신장에도 쌓인다. 신장에 쌓이면 신장염을 일으켜 신장기능이 저하되는 **요산염콩팥병증**이 생길 뿐 아니라 요로에서 생긴 요산 덩어리가 요관에 걸려 격통을 일으키는 요관결석이 발병할 수도 있다.

바람만 불어도 아프다는 격통

통풍의 전형적인 증상은 엄지발가락 관절 부분이 붉게 붓고 극심한 통증을 일으키는 **통풍발작**이다. 통풍은 증상이 나타난 부위에 바람만 스쳐도 아프다는 말이 있을 정도로 통증이 심하기로 유명하다. 통풍발작은 수면 중에 시작하는 경우가 많은데, 반나절 정도 지나면 절정에 달했다가 며칠, 또는 2주 정도 후에는 좀 나아진다. 통풍발작의 빈도는 1년에 1~2회 정도이며 발작이 없는 **간헐기**에는 특별한 자각증상이 없다. 통풍발작이 가라앉아도 고요산혈증이 개선되지 않는 한 발작은 또다시 되풀이된다. 더구나 요산염콩팥병증으로 발전해 고혈압이나 지질, 당 대사장애와 겹치면 신장기능이 현저히 저하되어 신부전에 이를 수도 있다. 간헐기에 자각증상이 없으면 무심코 방치하기 쉽지만, 그럴수록 고요산혈증을 개선하여 통풍발작이 일어나지 않도록 하는 것이 중요하다.

 시험에 나오는 어구

통풍
고요산혈증으로 인해 발생하는 대표적인 질환. 전신의 관절 등에 요산이 쌓이고 그곳에 염증이 생기면 격통=통풍발작이 일어난다. 엄지발가락 관절에 생기는 경우가 많다.

통풍발작
통풍으로 일어나는 격통 발작. 밤에 일어나는 경우가 많으며 며칠에서 2주 정도 지나면 좀 나아진다.

요산염콩팥병증
요산이 신장에 침착하여 신장의 기능이 저하된 상태. 신장기능이 떨어져 신부전에 이를 수도 있다.

 키워드

간헐기
증상이 없는 기간을 말한다.

통풍에 따른 증상

통풍은 체액에 녹지 못한 요산이 결정을 만들어 몸 곳곳에 쌓이는 질환이다. 관절부(특히 엄지발가락 관절)에 많이 발생한다. 그 밖에 요산이 신장에 쌓이는 요산염콩팥병증이 있고, 요로에서 생긴 요산 덩어리가 요관에 걸려 격통을 일으키는 요관결석이 있다.

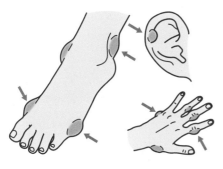

몸 여기저기에 요산이 쌓인다.
(통풍결절)

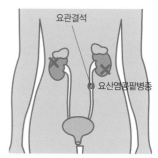

요관결석

◎ 요산염콩팥병증

요산염콩팥병증이나
요관결석

통풍과 간헐기

엄지발가락에 요산이 쌓이고 이곳에 염증이 생기면 극심한 통증이 일어난다. 그대로 두면 간헐기가 찾아오지만, 고요산혈증을 치료하지 않으면 통풍발작은 언젠가 재발한다.

통풍발작

좀 나아짐

재발

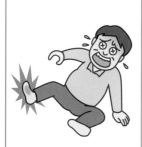

엄지발가락 관절이 붉게 붓고 심한 통증이 생긴다. 2주일 정도 지나면 좀 나아진다.

고요산혈증의
치료

간헐기

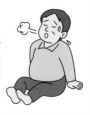

통풍발작이 가라앉고 증상이 없는 간헐기에 접어들지만 고요산혈증을 치료하지 않으면 재발한다.

요산치 정상

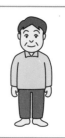

적절한 치료로 고요산혈증을 고치면 통풍발작이 재발되는 것을 예방할 수 있다.

통풍의 치료와 예방

POINT
- 통풍발작이 일어나면 진통제 등으로 통증을 가라앉힌다.
- 간헐기에는 혈중 요산치를 낮추는 약으로 고요산혈증을 치료한다.
- 퓨린체 섭취를 줄이고 알코올 섭취를 자제한다.

간헐기에는 발작이 일어났을 때나 다른 약물 사용

통풍 치료는 통풍발작이 일어났을 때와 발작이 없는 간헐기로 나누어서 한다. 통풍발작이 일어났을 때는 통증이나 염증에 대한 치료를 하고, 간헐기에는 고요산혈증을 개선하는 치료를 한다.

통풍발작의 통증에는 진통제 비스테로이드항염증제(NSAIDs)와 사이토카인 분비를 억제하는 콜히친, 강한 항염 작용이 있는 스테로이드제 등을 투여한다. 발작이 일어날 때는 혈중 요산 수치를 낮추는 약은 사용하지 않는다. 약으로 갑자기 요산치를 낮춰 버리면 오히려 발작을 촉진할 수 있기 때문이다.

간헐기에는 혈중 요산치를 낮추는 치료를 한다. 요산 강하제에는 요산의 생성을 억제하는 약(알로푸리놀 등)과 요산의 배설을 촉진하는 약(벤즈브로마론 등)이 있다. 통풍을 치료하기 위한 식이개선도 중요하다.

혈중 요산 수치를 높이는 생활 개선

통풍발작이 진정되면 괜찮다고 방치해 버리는 사람이 있다. 하지만 고요산혈증이 있거나 그 원인이 된 생활 습관을 개선하지 않는 한 발작은 반복적으로 찾아온다. 통풍이 있다면 우선 요산의 근원이 되는 퓨린체의 섭취를 줄여야 한다. 퓨린체는 어란, 곱창, 생선 건어물, 맥주 등에 많이 함유되어 있다. 또한 알코올은 요산의 생성을 촉진하고 배설을 저해하므로 자제해야 한다. 소변으로 요산이 배출되도록 수분을 충분히 섭취하고 채소나 해조류, 과일 등 소변을 알칼리성으로 만드는 식품을 적극적으로 섭취한다. 또한 운동을 꾸준히 하여 체중을 조절하는 것도 중요하다.

시험에 나오는 어구

비스테로이드항염증제 (NSAIDs)
비스테로이드성 소염진통제로 체내의 염증반응을 완화시켜 소염, 진통, 해열 작용을 하는 약물이다. 아세틸살리실산, 이부프로펜, 록소프로펜, 디클로페낙 등이 있다.

키워드

사이토카인
면역세포가 분비하는 저분자 단백질로 세포 간의 정보 전달을 담당한다. 백혈구는 중간 백혈구를 모으거나 자극하기 위해 다양한 사이토카인을 분비한다.

통풍의 약물요법

통풍발작 시에는 통증을 완화하고 염증을 억제하는 약을 사용한다. 발작이 진정되면 혈중 요산치를 낮추는 약으로 발작의 재발을 막는다.

통풍발작 시 약물요법

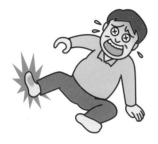

비스테로이드항염증제(NSAIDs) 등 진통제나 염증을 억제하는 약으로 통증을 완화한다.

간헐기 약물요법

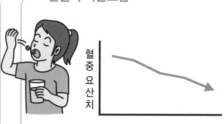

요산 생성을 억제하는 약이나 요산의 배설을 촉진하는 약으로 혈중 요산치를 낮춘다.

통풍과 고요산혈증을 예방·개선하는 생활 습관

고요산혈증이 있거나 그 원인이 된 생활 습관을 개선하지 않으면 통풍발작이 재발할 수 있다. 내장지방은 요산의 생성을 늘리므로 적당한 운동습관도 중요하다.

퓨린체가 많이 함유된 식품의 섭취를 줄인다

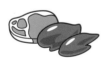

맥주나 어란, 곱창(내장) 등은 조금만 먹는다.

수분을 충분히 섭취한다

소변을 충분히 배설한다.

야채 섭취는 충분히

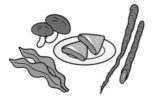

야채나 해초류를 충분히 섭취해
소변을 알칼리성으로 만든다.

적당한 운동 습관

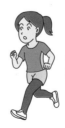

적당한 운동으로
내장지방을 줄인다.

뼈의 대사 구조

POINT

- 뼈는 표층 주위의 피질골(치밀골)과 내부의 해면골로 이루어져 있다.
- 파골세포가 오래된 뼈를 부수는 것을 골흡수라고 한다.
- 골형성은 골모세포가 손상된 부분에 새로운 뼈를 만드는 것이다.

뼈의 기본 구조

우리 몸의 뼈는 표층이 치밀하고 견고한 피질골(치밀골)로 되어 있고, 내부는 스폰지처럼 틈새가 많은 해면골로 이루어져 있다. 피질골에는 하버스관과 그곳을 지나는 혈관, 그것을 중심으로 동심원 모양으로 둘러싼 뼈 단위(오스테온)가 채워져 있다. 뼈 단위를 확대하면 서로 맞잡고 늘어선 골세포가 보인다. 해면골에는 가는 가지처럼 생긴 골소주(잔기둥, 뼈의 해면질 그물 구조를 구성하는 작은 뼈)가 얽혀 있는데, 그 안의 공간은 혈액을 만드는 골수로 채워져 있다.

뼈는 항상 새로운 것으로 대체된다

키 성장이 멈춘 후에도 뼈는 항상 일부가 손상되고 그 부분에 새로운 뼈가 만들어지는 형태로 신진대사한다. 성인의 경우 1~2년이면 온몸의 뼈가 새로운 것으로 대체된다. 뼈의 일부가 부서지는 것을 골흡수, 그곳에 새로운 뼈가 생기는 것을 골형성이라 하고, 이러한 작용으로 뼈가 만들어지는 것을 재생이라고 한다.

골흡수를 담당하는 것은 파골세포이다. 파골세포는 오래된 뼈를 감지하고 그 부분을 분해해 나간다. 여기에 골형성을 담당하는 골모세포가 모여들어 뼈 성분을 분비하면서 자신도 그곳에 묻혀 골세포가 되어 새로운 뼈를 만든다. 골모세포는 먼저 콜라겐을 분비하여 유골이라 불리는 기초를 만든 다음 하이드록시아파타이트를 분비하여 콜라겐 섬유 사이에 침착시켜(석회화) 튼튼한 뼈로 만든다. 뼈는 콜라겐과 하이드록시아파타이트에 의해 탄력과 경도가 유지되는 것이다.

시험에 나오는 어구

골흡수
오래된 뼈를 파골세포가 분해하여 흡수.

골형성
골흡수가 일어난 곳에 골모세포가 새로운 뼈를 생성.

재생
골흡수와 골형성에 의해 새로운 뼈로 대체.

파골세포
오래된 뼈에 붙어 뼈를 분해하는(골흡수) 세포.

골모세포
골흡수가 일어난 부분에 뼈의 성분을 분비하고, 자신도 그곳에 묻혀 새로운 뼈를 만드는 (골형성) 세포.

골세포
골모세포가 뼈에 파묻혀 변화된 세포. 서로 양쪽이 맞물리듯이 결합해 있다.

하이드록시아파타이트
칼슘과 인을 함유한 인산 칼슘의 일종.

메모

파골세포와 골모세포는 어디에?
혈액 속에 있다. 혈액에 닿아 면적이 큰 해면골에서는 재생이 빠르고, 혈관이 동심원 중심에만 있는 피질골에서는 재생이 느리다.

뼈의 기본 구조

우리 몸의 뼈는 피질골(표층)과 해면골(속뼈)로 되어 있다. 피질골에는 하버스관을 중심으로 동심원의 구조를 만드는 골단위(오스테온)가 채워져 있다. 해면골에는 골소주가 가로세로로 얽혀 있는데, 내부에서 뼈 전체의 피질골을 지탱하는 역할을 한다.

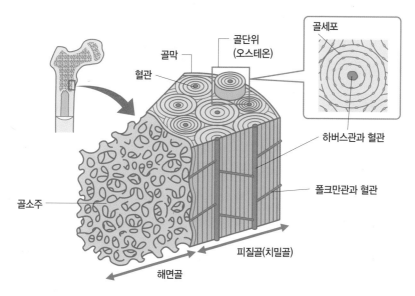

골세포

골단위
(오스테온)

골막

혈관

하버스관과 혈관

폴크만관과 혈관

골소주

피질골(치밀골)

해면골

뼈의 재생

파골세포가 오래된 뼈를 부수면(골파괴와 골흡수) 골모세포가 모여 콜라겐을 분비해 유골을 만들고 그곳에 하이드록시아파타이트를 정착시켜 석회화한다(골형성).

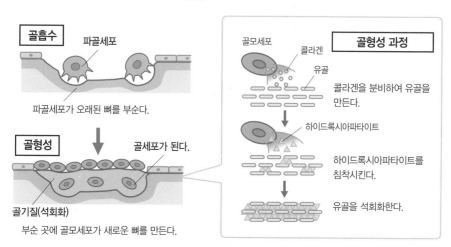

골흡수

파골세포

파골세포가 오래된 뼈를 부순다.

골형성

골세포가 된다.

골기질(석회화)

부순 곳에 골모세포가 새로운 뼈를 만든다.

골모세포

콜라겐

유골

골형성 과정

콜라겐을 분비하여 유골을 만든다.

하이드록시아파타이트

하이드록시아파타이트를 침착시킨다.

유골을 석회화한다.

골량과 골밀도

POINT
- 뼈의 강도 지표로는 골무기질량으로 계산하는 골밀도가 있다.
- 골무기질량 계산 방법에는 X선을 사용한 덱사법 등이 있다.
- 골량은 20~30세에 최대 골량을 보이다가 50대 무렵부터 급격히 감소한다.

무기질의 양과 밀도로 뼈의 강도를 평가

만일 뼈가 무기질 덩어리라면 어느 정도의 힘을 가하면 뚝 부러져 버릴 것이다. 하지만 뼈는 콜라겐이나 무기질이 침착되어 탄력과 강도를 갖추고 있어서 상당한 외력에도 견딜 수 있다. 그러므로 뼈의 강도(뼈의 세기)는 탄력과 강도를 모두 평가해야 한다. 하지만 콜라겐은 단백질이라서 살아있는 사람의 뼛속 단백질을 측정하는 것은 불가능하다. 그래서 뼈의 강도는 X선 등을 사용해 하이드록시아파타이트 등의 무기질 양=골무기질량을 측정한다. 골무기질량은 체격에 따라 다르므로 골무기질량을 뼈의 부피 또는 표면적으로 나눈 골밀도를 뼈의 강도에 대한 지표로 삼고 있다.

X선을 사용하여 골밀도를 측정

골밀도를 측정하는 대표적인 방법은 두 종류의 X선을 사용하는 이중에너지 X선 흡수계측법(dual energy X-ray absorptiometry, DXA)이다. 일반적으로 치밀한 피질골이 많은 대퇴골과 해면골이 많은 요추를 측정하는데, 어려울 때는 팔뚝을 측정하는 경우도 있다. 이중에너지 X선 흡수계측법이 골밀도를 측정하는 세계적인 표준검사법이지만, CT나 초음파를 이용해 측정하기도 한다.

골밀도는 성장과 함께 증가하여 20~30세 정도에 최대 골량을 보인다. 그 후 40세까지는 골밀도가 유지되지만 40세 이후부터 서서히 떨어지고, 50세 무렵부터 저하가 가속화된다. 여성은 남성보다 골밀도가 낮은 데다 여성 호르몬인 에스트로겐에 골흡수를 억제하는 작용이 있어 에스트로겐 분비가 저하되는 폐경기부터 골밀도가 급격히 떨어진다.

시험에 나오는 어구

골량
뼈의 유기질과 무기질의 총량.

골무기질량
뼈에 함유된 하이드록시아파타이트 등의 무기질 양.

골밀도
골무기질량을 뼈의 부피 또는 표면적으로 나눈 것.

키워드

최대 골량
골량은 성장하면서 증가하여 20세 무렵이 가장 많다. 최대 골량은 이때의 골량을 말한다.

뼈의 강도 평가법 : 골밀도 측정

뼈의 강도는 뼈의 무기질 양=골무기질량으로 평가한다. X선 등을 사용하여 골무기질량을 측정하고 뼈의 부피 또는 표면적으로 나누어 골밀도를 산출, 평가한다. 골밀도를 측정하는 데는 이중에너지 X선 흡수계측법이 사용되지만 검진 등 스크리닝할 때는 초음파를 이용해 측정하기도 한다.

이중에너지 X선 흡수계측법(DXA)

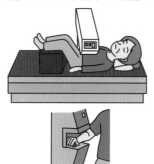

2종류의 X선을 사용하여 요추나 대퇴골의 골밀도를 측정한다. 팔뚝으로 측정하기도 한다.

정량적 초음파법(QUS)

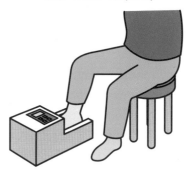

발뒤꿈치 뼈에서 초음파를 이용해 측정한다. 스크리닝에 사용한다.

골량(골밀도)의 변화

골량(골밀도)은 성장과 함께 증가하여 20세경 최대 골량을 나타낸다. 그 후에는 골량(골밀도)이 대부분 유지되지만 50세 무렵부터 감소하기 시작한다. 특히 여성은 갱년기 무렵부터 급격히 감소한다.

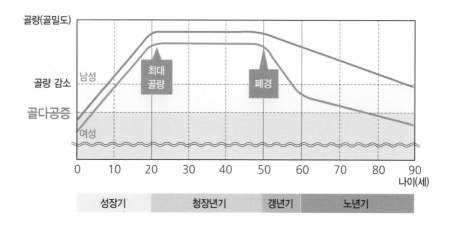

여성은 남성보다 골량이 적은 데다 갱년기 무렵부터 골량이 급격히 감소해 남성보다 훨씬 빨리 골다공증에 걸릴 수 있다.

대사장애

골흡수와 골형성의 불균형

POINT
- 골흡수와 골형성과 휴지기 사이클을 골 대사 회전이라고 한다.
- 뼈의 대사 회전은 너무 빠르거나 너무 늦어도 뼈에 이상이 생긴다.
- 골흡수와 골형성의 균형이 깨지면 뼈에 이상이 생긴다.

너무 빨라도 너무 늦어도 안 된다

뼈의 재생은 보통 **골흡수**에 2~3주, **골형성**에 12~16주가 걸리고 그후 **휴지기**에 들어가는 사이클로 이루어진다. 이 사이클을 **골 대사 회전**이라고 한다. 골흡수와 골형성 모두 항진해 뼈의 대사 회전이 빨라지면 시간이 걸리는 골형성 작업이 따라가지 못해 골흡수로 인해 빈 구멍을 메울 수 없게 된다. 반대로 뼈의 대사 회전이 늦어지면 뼈가 오래되었는 데도 재생되지 않고 방치되는 곳이 곳곳에 생겨 뼈가 약해져 버린다.

골흡수와 골형성의 균형이 중요

골흡수와 골형성의 균형이 잡혀 있으면 문제가 없지만, 골흡수가 골형성보다 많으면 뼈는 점점 약해져 간다. 그렇게 되는 상황으로는 골흡수 항진+골형성 저하 또는 골흡수가 비정상적으로 항진+골형성 정상을 생각할 수 있다. 이런 상황이 **골다공증**(p.124)이다. 골형성이 항진하고 있어도 골흡수가 그보다 많이 항진하는 경우도 있다. 골흡수를 촉진시키는 **부갑상샘 호르몬** 분비가 증가하는 **부갑상샘기능항진증**이 여기에 해당한다.

골흡수보다 골형성이 많아 골량이 비정상적으로 늘어나는 질병도 있다. **성장 호르몬** 과다분비로 인해 일어나는 **말단거대증**이나 **뇌하수체성거인증**의 경우는 골흡수가 정상이고 골형성이 항진한다. **골석화증**(p.136)의 경우도 골흡수 저하+골형성은 정상 상태가 되어 딱딱하고 탄력이 부족한 뼈가 생기기 때문에 쉽게 부러진다.

시험에 나오는 어구

골 대사 회전
골흡수와 골형성, 휴지기의 사이클을 말한다.

메모

말단거대증/뇌하수체성 거인증
뇌하수체에서 성장 호르몬이 지나치게 많이 분비돼 세포 증식이 항진하는 병. 뼈의 성장이 멈추기 전에 생긴 경우를 뇌하수체성거인증, 뼈의 성장이 멈춘 후에 생긴 경우를 첨단거대증이라고 한다.

골석화증
파골세포의 기능이 떨어지면 골흡수 작용이 저하되고 상대적으로 골형성이 많아 전신의 뼈가 딱딱하고 탄력이 부족해진다. 골석화증이 있으면 골수강이 좁아져 빈혈 등을 일으키기도 한다.

골 대사 회전의 이상

골흡수, 골형성, 휴지기 사이클=골 대사 회전은 너무 빠르거나 너무 늦어도 뼈가 약해진다.

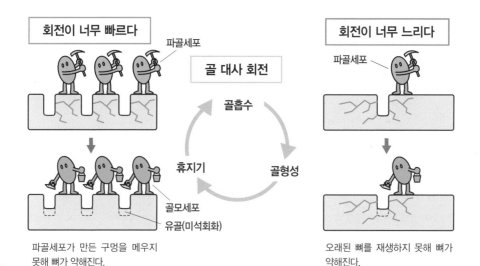

회전이 너무 빠르다

파골세포

골 대사 회전

골흡수

골형성

휴지기

골모세포

유골(미석회화)

파골세포가 만든 구멍을 메우지
못해 뼈가 약해진다.

회전이 너무 느리다

파골세포

오래된 뼈를 재생하지 못해 뼈가
약해진다.

골흡수와 골형성의 균형 붕괴

골흡수와 골형성의 균형이 잡혀 있으면 뼈는 정상적으로 재생되지만 골흡수가 웃돌면 뼈는 약해지고 골형성이
웃돌면 골량이 비정상적으로 늘어난다.

골흡수 > 골형성

파골세포   골모세포

골흡수 < 골형성

파골세포   골모세포

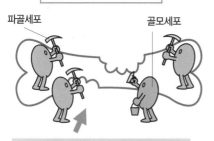

예: 골흡수 ↑↑ + 골형성 ↑
　　골흡수 ↑ + 골형성 ↓↓

골흡수가 골형성을 웃돌면 뼈가 약해져 간다
(골다공증).

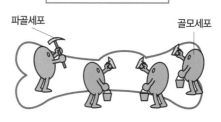

예: 골흡수 ↓ + 골형성 →
　　골흡수 → + 골형성 ↑

골형성이 골흡수를 웃돌면 골량이 비정상적으로
늘어난다(골석화증).

골다공증이란?

POINT
- 바람이 든 무처럼 뼈에 구멍이 숭숭 뚫리는 병이다.
- 원발성과 속발성으로 나뉜다.
- 원발성 골다공증은 고령자의 질병으로 압도적으로 여성에게 많다.

원발성과 속발성

골다공증은 골 대사 이상의 대표적인 질병이다. 골다공증은 말 그대로 뼈에 구멍이 생기는 병으로 작은 충격에도 쉽게 부러진다. 골다공증은 나이가 들면서 뼈의 밀도와 강도가 점점 약해지거나, 운동부족으로 인한 낮은 골량 때문에 발생한다. 골다공증은 원발성과 속발성으로 나뉜다. 여성의 95%, 남성의 약 80%를 차지하는 원발성 골다공증은 폐경과 관련되어 발생하고, 속발성 골다공증은 칼슘 대사와 관계된 호르몬 이상이나 골 대사에 필요한 영양소의 흡수를 담당하는 소화기 이상, 만성 신장병이나 류마티스 관절염, 과음 등이 원인이다. 특히 고령화가 진행되고 있는 우리 사회에서 원발성 골다공증이 큰 문제이다.

골절되어 누워만 있게 될 가능성이 크다

골밀도는 나이가 들면서 떨어진다. 하지만 남성의 경우는 80대가 되어도 골다공증인 사람은 많지 않다. 반면 여성은 폐경 이후에 급격히 골밀도가 저하되어 60대에 골다공증인 사람도 있다. 그런데 여성은 평균 수명이 남성보다 길기 때문에 **쇠약**(p.106)이나 **근감소증**(p.108)으로 인해 낙상 위험이 증가한 상태로 생활하는 기간이 길어진다. 약간의 단차에 걸려도 골절되기 때문에 누워 지낼 수밖에 없다. 이렇게 누군가의 도움이 필요한 상태에서 오래 생활하면 본인만 괴로운 것이 아니라 가족의 돌봄 부담도 커진다.

골다공증은 고령자의 질병이다. 나이 들어서 골절로 누워만 있지 않으려면 젊을 때 제대로 된 뼈를 만들어 두는 것이 중요하다.

 시험에 나오는 어구

골다공증
뼈의 밀도와 강도가 점점 약해져서 생기는 병. 뼈에 바람이 든 것처럼 구멍이 생긴다고 해서 골다공증이라고 한다. 고령 여성에게 많고 대퇴골 경부 골절을 일으키면 누워 지내게 된다.

 메모

폐경과 갱년기
여성의 폐경 전후를 갱년기라고 한다. 일반적으로 45세 무렵부터 55세 무렵까지를 가리키는데, 이때 여성 호르몬의 분비가 급격히 저하되면서 여러 가지 괴로운 증상이 나타난다(갱년기 증상).

골다공증이란?

뼈에 바람이 든 것처럼 구멍이 생겨 뼈가 약해지는 병. 노화로 인해 발생하는 원발성과 다른 질병으로 인해 발생하는 속발성으로 나눌 수 있다.

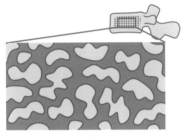

정상 추골

골량이 촘촘하고 튼튼하다.

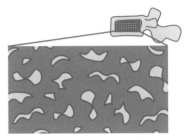

골다공증 추골

골량이 가늘고 끊어져 엉성해진 상태이다.

골다공증은 특히 여성에게 심각한 문제

여성은 남성보다 골다공증 위험 영역까지 골량(골밀도)이 빨리 떨어질 수 있다. 게다가 수명이 길어 낙상 위험이 커진 상태에서 생활하는 기간이 길어질 수 있다. 골절돼 누워만 있게 되면 돌봄이 필요한 상태에서 오래 생활하게 된다.

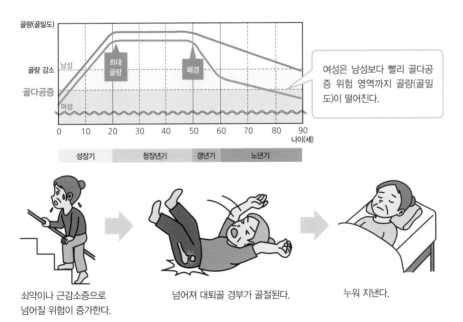

여성은 남성보다 빨리 골다공증 위험 영역까지 골량(골밀도)이 떨어진다.

쇠약이나 근감소증으로 넘어질 위험이 증가한다.

넘어져 대퇴골 경부가 골절된다.

누워 지낸다.

골다공증의 진단과 증상

POINT

- 골다공증은 취약성 골절 유무와 골밀도로 진단한다.
- 골밀도는 젊은 성인의 평균치를 기준으로 평가한다.
- 대퇴골 경부 골절이나 디스크 압박 골절을 일으키기 쉽다.

골밀도는 젊은 성인의 평균치를 기준으로 평가

골다공증(원발성)은 취약성 골절의 유무와 골밀도 상태를 보고 진단한다. 취약성 골절이란 아주 가벼운 외력에도 뼈가 쉽게 부러진다는 뜻으로 척추나 대퇴골 경부, 요골 원위부 등에 골절이 있는지 확인해보면 알 수 있다. 골밀도는 젊은 성인의 평균치를 기준으로 한다. 젊은 성인의 평균치는 대퇴골 근위부라면 20세~29세의 평균치, 요추라면 건강한 20세~44세 여성의 평균치를 기준으로 삼는다.

추체나 대퇴골 근위부에 취약성 골절이 있거나 다른 부위에 취약성 골절이 있어 80% 미만이면 골다공증으로 진단한다. 취약성 골절이 없는 경우는 측정한 골밀도가 젊은 성인 평균치의 70% 이하, 또는 -2.5 SD(p.166) 이하일 때 골다공증으로 진단한다.

대퇴골 경부 골절이나 척추의 추체 압박 골절의 발생

골다공증이 있으면 작은 충격에도 골절이 되기 쉽다. 특히 넘어져 대퇴골 경부가 골절되면 누워서 생활 할 수밖에 없으므로 심각하다. 그것이 근력 저하, 저영양, 심폐기능 저하, 우울증, 치매 등을 일으켜 삶의 질을 현저하게 저하시킬 뿐만 아니라 가족 등의 간병 부담도 늘게 된다.

척추의 추체가 위아래로 찌그러지는 **압박 골절**도 흔히 볼 수 있는 골절이다. 추골 앞쪽에 있는 추체가 찌그러지기 때문에 척주가 심하게 뒤로 휘어지면서 등이 둥글어지고(척추 전굴증), 흉강이나 복강의 폐와 심장, 위장 등의 장기를 압박해 답답함과 소화불량 등의 증상을 일으킨다.

 시험에 나오는 어구

취약성 골절
뼈가 약해지면서 넘어지는 등의 아주 가벼운 외력으로 일어나는 골절.

젊은 성인의 평균치
골다공증의 진단지표에 이용되는 골밀도 평균치는 부위에 따라 기준으로 삼는 연령대가 다르다.

대퇴골 경부 골절
대퇴골 골두로 이어지는 가는 부분. 골다공증이 있으면 골절되기 쉽다. 관절포 속 골절이기 때문에 잘 아물지 않는 데다 골두괴사를 일으킬 수 있다.

압박 골절
짓눌러서 생기는 골절. 골다공증이 있으면 추체 내부의 해면골 골량이 줄어 약해지고 위아래로 찌그러져 버린다. 척추 앞쪽이 찌그러지기 때문에 척추가 앞으로 휘어지는 척추 전만을 보인다.

 메모

대퇴골 전자부 골절
고령자의 대퇴골 골절에서는 전자부 골절도 보인다. 관절포 바깥쪽 골절로 외골막이 있기 때문에 경부 골절보다 잘 아물지 않는다.

골다공증 진단 기준

골다공증은 취약성 골절의 유무와 골밀도 상태를 보고 진단한다. 추골의 골절은 증상이 없을 수 있어 X선 검사로 확인한다.

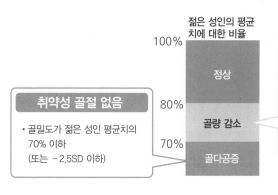

젊은 성인의 평균치에 대한 비율

100%
정상

80%
골량 감소

70%
골다공증

취약성 골절 있음
- 추골이나 대퇴골부에 취약성 골절이 있다.
- 추골이나 대퇴골부 이외의 부위에 취약성 골절이 있으며, 골밀도가 젊은 성인 평균치의 80% 미만이다.

취약성 골절 없음
- 골밀도가 젊은 성인 평균치의 70% 이하
  (또는 -2.5SD 이하)

골다공증일 때 발생하기 쉬운 골절

골다공증이 있으면 특히 대퇴골 골절과 척추 추체의 압박 골절을 일으키기 쉽다. 모두 삶의 질을 현저히 떨어뜨려 일상 활동량 저하를 초래하고 근력 저하와 저영양, 심폐기능 저하, 우울과 치매로 이어질 위험이 높다.

대퇴골 골절

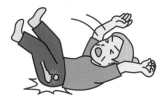

척추 압박 골절

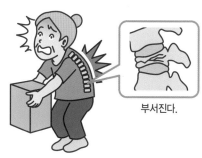

부서진다.

경부 골절　　　전자부 골절

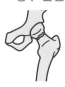 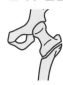

넘어져 엉덩방아를 찧기만 해도 대퇴골이 골절된다. 경부 골절 외에 전자부 골절도 보인다. 경부 골절은 관절포 속의 골절이어서 잘 아물지 않는다.

척추의 추체가 부서져 버린다. 70%는 무증상을 보이나 심하면 척주가 뒤로 휘어지면서 등이 둥글게 굽어 폐나 위장 등을 압박한다.

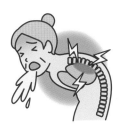

골다공증의 위험 인자

POINT
- 나이가 많거나 여성이라는 점은 어찌할 수 없는 위험 요인이다.
- 칼슘 부족, 흡연 등은 조절 가능한 위험 요인이다.
- 운동부족이나 일조량 부족도 골다공증을 초래하기 쉽다.

자신의 노력으로 어찌할 수 없는 요인

골다공증의 요인 중 자신의 노력으로는 어쩔 수 없는 것들이 있다. 바로 여성이라는 점과 고령, 인종(황색인종, 백색인종) 등이다.

특히 여성이라는 점은 골다공증의 큰 위험 인자다. 여성 호르몬인 **에스트로겐**은 **파골세포**의 역할을 억제하는 작용을 한다. 그러므로 에스트로겐이 충분히 분비될 때는 골흡수와 골형성의 균형이 유지된다. 하지만 갱년기 이후에 에스트로겐의 분비량이 급격히 감소하면 파골세포의 활동을 억제하지 못하고 골흡수가 진행되어 골량이 줄어들게 된다. 원래 여성은 골형성을 촉진하는 **안드로젠**(남성 호르몬) 분비가 적어 골량이 남성보다 적다. 여성은 원래 골량이 적은 데다 갱년기 이후에 골량이 급격히 줄어들기 때문에 남성보다 훨씬 빨리 골다공증에 걸린다.

운동부족은 골다공증의 위험 인자

골 대사에 필요한 칼슘이나 비타민 D · K가 부족하면 골다공증 위험을 높인다. 인 또는 식염 과다 섭취나 운동부족, 일조부족, 흡연, 과음, 과격한 다이어트 등도 노력하면 조절이 가능한 것으로 모두 골다공증을 높이는 위험 요인이다. 이 중 운동부족은 특히 문제가 될 수 있다.

뼈는 중력이나 운동 자극을 받아야 튼튼해진다. 골 대사에 필요한 비타민 D도 피부가 햇빛을 받아야 합성된다. 그렇기 때문에 어릴 때부터 밖에서 활기차게 놀지 못하면 성장 과정에서 충분한 골량을 얻지 못해 더 빨리 골다공증이 생기게 된다.

시험에 나오는 어구

에스트로겐
난소의 난포에서 분비되는 여성 호르몬으로 파골세포의 골흡수 작용을 억제한다. 에스트로겐 분비량은 50세 전후부터 급격히 감소한다.

안드로젠(안드로겐)
주로 정소(고환)에서 분비되는 남성 호르몬으로 골형성을 촉진하는 작용을 한다. 부신수질에서도 분비되기 때문에 여성에게도 분비가 되긴 하지만 남성보다는 적다.

자신이 어찌할 수 없는 요인

골다공증의 위험 요인 중 우리의 노력으로 되지 않는 것으로 여성이라는 점과 고령, 인종 등이 있다. 그 밖에 가족 중 대퇴골 골절을 당한 사람이 있거나 초경이 느리거나 폐경이 빠른 경우, 스테로이드제를 장기간 복용해도 골다공증 위험을 높인다.

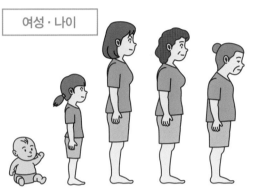

여성·나이

여성이라는 점은 골다공증의 가장 큰 위험 요인이다.
특히 갱년기 이후에는 급격히 골량이 줄어든다.

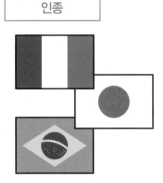

인종

황인종이나 백인종은 골다공증의 위험이 높다.

노력하면 조절할 수 있는 요인

골다공증의 위험 요인 중 노력하면 조절할 수 있는 요인으로는 운동 부족·일조량 부족, 칼슘 등의 섭취부족, 흡연 등이 있다. 운동 부족과 일조량 부족은 성장기부터 노년기까지 모든 연령대에서 위험 요인이 된다.

운동 부족·일조량 부족

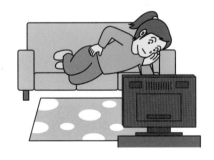

운동 부족과 일조량 부족은 성장기부터 노년기까지 모든 연령대의 커다란 위험 요인이다.

칼슘이나
비타민 D·K 등의 부족

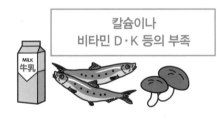

흡연·과음

골다공증의
예방 및 치료 ① **운동**

- 점프했다가 착지할 때의 충격이 뼈를 강하게 한다.
- 어릴 때부터 밖에서 뛰어다니며 잘 노는 것이 중요하다.
- 노년기에는 유산소 운동과 근육 트레이닝을 하는 것이 좋다.

점프했다가 착지하는 등의 자극이 필요

뼈는 자극을 받아야 강해지기 때문에 운동이 부족하면 골다공증에 걸리기 쉽다(p.128). 질병 등으로 오래 누워 지낸 사람이나 우주 공간에 장기 체류한 우주비행사의 뼈는 골량이 크게 감소해 있다.

날거나 뛰어오르거나 달리거나 하면 착지할 때 뼈에 큰 충격이 가해지는데, 뼈가 강해지려면 이런 자극이 필요하다. 골다공증 예방에 효과적인 운동으로는 조깅이나 배구, 농구 등의 스포츠와 웨이트 트레이닝 등을 들 수 있다. 한편 수영이나 실내 자전거 운동 등은 뼈에 자극이 적어 골다공증을 예방하는 효과로는 충분하지 않다.

성장기부터 노년기까지 적극적인 운동

성장기에는 더 많은 골량을 위해 적극적으로 운동하는 것이 좋다. 어렸을 때는 밖에서 뛰어놀고, 어느 정도 성장한 후에는 앞서 언급한 운동을 하는 것이 좋다.

20대에서 40대 무렵에는 골량을 유지하기 위해 걷기나 조깅처럼 간편하게 할 수 있는 운동이 좋고 체력이나 취향에 맞는 스포츠를 즐기는 것도 좋다.

골량이 점차 줄어드는 노년기에는 가급적 골량 감소를 막는 운동과 넘어져 골절되는 사태를 방지하기 위한 운동이 필요하다. 산책이나 걷기뿐만 아니라 적당한 근력 트레이닝도 필요하다.

메모

몸의 장축 방향에 대한 자극

팔다리 장골의 길이를 줄이는 듯한 방향으로 자극이 가해지면 뼈가 강해진다. 점프했다가 착지하는 운동 외에도 고령자의 경우는 발뒤꿈치를 들고 발끝을 세웠다가 발뒤꿈치를 툭 떨어뜨리는 트레이닝(뒤꿈치 들기 운동, p.131)도 효과적이다.

뼈를 강하게 하는 운동이란?

뼈는 자극을 받으면 더 강해진다. 뛰거나 점프했다가 착지할 때 다리에 가해지는 충격이 뼈를 강하게 한다. 그런 충격이 없는 수영 등은 뼈를 강화하는 운동으로는 효과적이지 않다.

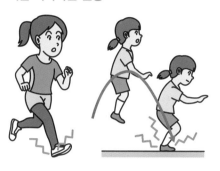

뼈를 자극하는 운동

뼈가 강해지려면 점프했다가 착지했을 때 다리에 가해지는 충격이 필요하다.

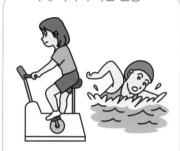

뼈에 자극이 약한 운동

실내 자전거나 수영은 뼈에 가해지는 자극이 약해 뼈를 강하게 하는 데는 별로 효과가 없다.

성장기부터 노년기까지 뼈를 자극하는 운동을 한다

성장기에는 더 많은 뼈를 만들기 위해, 청장년기에는 뼈가 줄어들지 않도록, 노년기에는 골량 감소를 늦춰 넘어지는 것을 막기 위해 뼈를 자극하고 근력을 유지하는 운동을 적극적으로 하는 것이 좋다.

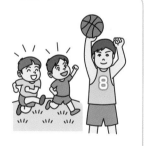

성장기

어렸을 때는 밖에 나가 뛰어놀고, 다 자란 후에는 다양한 스포츠를 즐기는 것이 좋다.

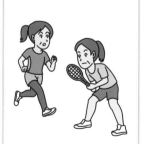

청장년기

성인이 되어서는 조깅 등 다양한 운동을 하는 것이 좋다. 근육 트레이닝도 효과적이다.

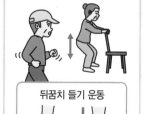

노년기

뒤꿈치 들기 운동

노년기에는 워킹, 스쿼트, 뒤꿈치 들기 같은 운동을 하는 것이 좋다.

골다공증의
예방 및 치료 ② **식사**

- 칼슘, 비타민 D·K를 충분히 섭취한다.
- 인을 많이 함유한 인스턴트 식품이나 청량음료는 삼간다.
- 카페인이 많이 함유된 차나 커피는 지나치게 섭취하지 않는다.

골 대사에 필요한 영양소를 적극 섭취

우리 몸의 뼈는 항상 대사를 하기 때문에 그 재료가 되는 영양소와 그 작용을 도와주는 영양소가 부족하면 서서히 골량이 줄어든다. 뼈의 재료로 중요한 것은 칼슘이지만 **칼슘의 흡수를 높는 비타민 D**와 골흡수를 억제하는 **비타민 K**도 필요하다.

일본인은 모든 연령대에서 칼슘 섭취량이 부족하기 때문에 항상 적극적으로 섭취할 필요가 있다. 칼슘은 우유나 요구르트 같은 유제품에 많이 함유되어 있고, 콩류나 녹황색 채소, 생선, 해조류에도 많이 함유되어 있다. 생선은 정어리, 고등어 캔, 멸치 등 뼈째 먹을 수 있는 것을 특히 추천한다. 비타민 D는 햇볕을 쬐면 만들어지지만 목이버섯, 연어, 장어, 건표고버섯 같은 식품으로도 섭취하도록 한다. 비타민 K는 낫토, 케일, 브로콜리, 시금치 등에 많이 함유되어 있다.

인스턴트 식품이나 카페인은 자제해야

인이나 **나트륨**, **카페인**이나 술 등은 소변으로 배출되는 칼슘의 양을 늘린다. 이런 음식을 너무 많이 섭취하면 혈중 칼슘이 감소할 뿐 아니라 줄어든 칼슘을 보충하기 위해 뼛속 칼슘을 빼내기 때문에 골밀도가 저하된다. 인은 인스턴트 식품이나 청량 음료수 등에 많이 들어 있으므로 이런 식품은 너무 많이 먹지 않도록 하자. 나트륨은 소금 성분이므로 뼈를 위해서도 적게 먹는 것이 좋다. 카페인은 커피나 차에 함유되어 있지만 과하지 않으면 별 문제가 없다.

칼슘
칼슘은 뼈의 하이드록시아파타이트 성분으로 우유, 요구르트 등 유제품과 녹황색 채소 등에 많이 함유되어 있다.

비타민 D
칼슘 흡수와 재흡수를 촉진한다. 햇볕을 쬐면 만들어지지만 연어나 건표고버섯 등 식품으로 섭취하는 것도 좋다.

비타민 K
비타민 K는 혈액응고에 필수적인 비타민으로 골흡수를 억제하는 작용도 한다. 낫토, 케일, 시금치, 브로콜리 등에 많이 함유되어 있다.

골 대사에 필요한 영양소를 충분히

뼈의 재료가 되는 칼슘과 골 대사를 돕는 비타민 D나 비타민 K를 충분히 섭취한다.

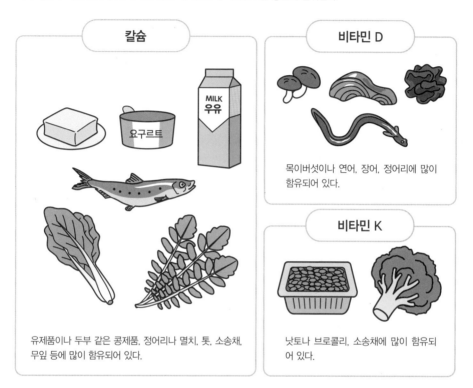

칼슘

비타민 D

목이버섯이나 연어, 장어, 정어리에 많이 함유되어 있다.

비타민 K

유제품이나 두부 같은 콩제품, 정어리나 멸치, 톳, 소송채, 무잎 등에 많이 함유되어 있다.

낫토나 브로콜리, 소송채에 많이 함유되어 있다.

골다공증 예방을 위해 삼가야 할 식품

인을 과다 섭취하면 부갑상샘 호르몬 분비를 늘려 골흡수를 촉진할 뿐 아니라 소변으로 배출되는 칼슘의 양을 늘린다. 카페인이나 알코올을 과다 섭취해도 이뇨 작용으로 칼슘 배출량을 늘린다.

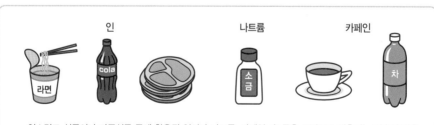

인   나트륨   카페인

인스턴트 식품이나 가공식품 등에 함유된 인이나 나트륨, 카페인, 술 등은 소변으로 배출되는 칼슘의 양을 늘리므로 적당히 먹어야 한다.

골다공증의
예방 및 치료 ③ **약물요법**

- 골흡수를 억제하는 비스포스포네이트가 많이 쓰인다.
- SERM은 골흡수를 억제하지만 자궁암 위험은 높이지 않는다.
- 척추 압박 골절 통증 완화에 칼시토닌 제제를 쓰기도 한다.

약으로 골흡수를 억제하고 골형성을 촉진한다

골다공증의 약물용법의 목적은 첫째 최대한 골량이 줄어들지 않게 해 골절을 막기 위한 것이고, 둘째는 **척추뼈의 압박 골절**로 생기는 통증을 완화하기 위해서다.

골량이 줄어들지 않도록 하는 약에는 **골흡수를 억제하는 약**과 **골형성을 촉진하는 약**이 있다. 골흡수를 억제하는 약으로 가장 많이 사용되는 **비스포스포네이트**는 파골세포에 들어가 세포를 **자연사**로 유도하며 그 밖에 파골세포의 활성화를 막는 약을 쓰기도 하고, 여성 호르몬인 **에스트로겐 제제**를 쓰기도 한다. 에스트로겐 제제는 갱년기 증상을 완화하기 위해 흔히 처방하지만, 혈전증이나 자궁암, 유방암 발병 위험을 높일 가능성이 있다. 그래서 뼈에는 **에스트로겐**과 같은 작용을 하면서 암이나 심혈관병의 발병 위험은 높이지 않는 SERM(선택적 에스트로겐 수용체 조절제)이라는 약을 사용한다.

부갑상샘 호르몬과 갑상샘 호르몬

골형성을 촉진하는 약에는 비타민 D나 비타민 K 외에 **부갑상샘 호르몬제**가 있다. 부갑상샘 호르몬은 혈중 칼슘 농도를 높이는 호르몬으로, 보통 체내에서는 골흡수가 골형성보다 많은 상태를 만든다. 하지만 간격을 두고 투여하면 골흡수보다 골형성이 많은 상태로 만들 수 있다.

갑상샘 호르몬인 **칼시토닌 제제**는 골흡수 억제 작용을 하고 추체의 골절도 예방하므로(대퇴골의 경우는 효과가 인정되지 않음) 척추뼈 압박 골절로 인한 통증을 완화하는 데 사용되었으나, 현재는 사용하지 않는다.

시험에 나오는 어구

비스포스포네이트
골다공증 치료에 널리 사용되는 약. 비스포스포네이트는 파골세포 내로 들어가 파골세포의 분화 작용을 억제한다. 복용 방법이 약간 번거로우며, 부작용에도 주의가 필요하다.

SERM(Selective Estrogen Receptor Modulator, 선택적 에스트로겐 수용체 조절제)
에스트로겐처럼 파골세포의 역할을 억제하는 작용을 한다. 자궁암이나 유방암의 발병 위험을 피할 수 있다.

칼시토닌 제제
칼시토닌은 갑상샘 호르몬 중 하나다. 칼시토닌 제제는 골흡수를 억제하는 약물로 통증을 경감시키는 작용도 한다.

골다공증 치료제의 작용

골다공증 치료에는 골흡수를 억제하는 약과 골형성을 촉진하는 약, 칼슘 흡수를 돕는 약 등이 사용된다. 척추 압박 골절로 인한 통증을 완화하는 데 칼시토닌 제제를 사용하기도 한다.

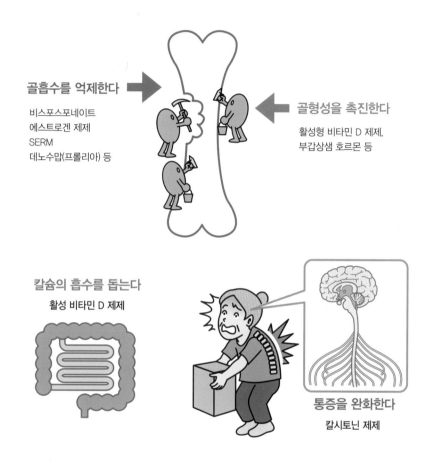

골흡수를 억제한다

비스포스포네이트
에스트로겐 제제
SERM
데노수맙(프롤리아) 등

골형성을 촉진한다

활성형 비타민 D 제제,
부갑상샘 호르몬 등

칼슘의 흡수를 돕는다

활성 비타민 D 제제

통증을 완화한다

칼시토닌 제제

Athletics Column

여성 운동선수들의 무월경과 피로 골절

여성 운동선수 중에는 심한 훈련이나 잘못된 영양 섭취, 스트레스 등이 복잡하게 얽혀 무월경이 되어 버리는 사람이 있다. 무월경 상태가 지속되는 경우는 여성 호르몬 분비에 이상이 있고, 그 영향으로 골량이 감소했을 가능성이 있다. 장거리 달리기 선수나 마라톤 선수가 다리에 피로 골절을 일으키는 경우도 무월경과 관계가 깊다고 볼 수 있다. 선수의 생리 불순이나 무월경은 방치하지 말고 빨리 스포츠 전문의와 상담하는 것이 좋다.

기타골대사이상 구루병·골연화증, 골석화증

POINT

- 구루병과 골연화증은 뼈의 석회화 이상으로 생긴다.
- 구루병은 성장기부터 시작되고, 골연화증은 성장 후 생긴다.
- 골흡수가 저하되어 뼈가 비정상적으로 단단해지는 것이 골석화증이다.

석회화 작용이 저하되는 병

구루병과 골연화증은 뼈의 성장에 장애가 발생하는 질환이다. 뼈가 재생(p.118)될 때 콜라겐으로 된 유골에 **하이드록시아파타이트**를 침착시키는 **석회화**에 이상이 생기는 질환이 바로 **구루병과 골연화증**이다. 성장기에 석회화 이상이 나타나 뼈의 **골단선**이 폐쇄되기 전에 일어나는 것이 구루병이고 폐쇄 후 일어나는 것이 **골연화증**이다. 이들 질환은 하이드록시아파타이트 성분인 인이 부족하고, 장에서 칼슘 흡수를 촉진해 골형성을 촉진하는 **비타민 D**가 결핍되어 발생한다.

구루병의 경우 작은 키, 척추 측만, O다리, X다리, 새가슴, 깔때기가슴, 구루병 염주라고 불리는 늑골과 늑연골의 접합부 종대 등의 증상이 나타난다. 골연화증은 뼈의 통증이나 근력 저하 등이 나타난다.

구루병이나 골연화증 치료는 부족한 인이나 비타민 D를 보충하는 약물 치료를 하는 한편 이 병을 일으킨 질병을 치료해야 한다.

뼈가 단단해지면서 쉽게 부러지는 병

골석화증은 골흡수보다 상대적으로 골형성이 많아 온몸의 뼈가 비정상적으로 단단해지는 난치병이다. 뼈에 탄력이 없어 골절되기 쉽고, 발육 장애나 난청, 치아 이상 등의 증상을 보인다. 골석화증이 있으면 **해면골의 골소주**(잔기둥)가 증가하고 **골수강**이 좁아지며 골수의 증식이 저해되므로 인한 **빈혈**, 백혈구 감소로 인한 **감염 취약 상태**(p.62), 혈소판 감소로 인한 출혈 등의 증상을 보인다. 골석화증의 근본적 치료법은 아직 없으므로 골절과 빈혈 등에 주의한다.

시험에 나오는 어구

구루병
뼈의 석회화 작용의 저하로 뼈가 단단해지지 않는 질환으로 성장기에 발병한다. 작은 키, 척추 측만 등의 증상이 나타난다.

골연화증
뼈의 석회화 작용의 저하로 뼈가 단단해지지 않는 상태가 성장 후에 발병한다. 뼈 통증이나 근력 저하 등의 증상이 나타난다.

골석화증
골흡수의 작용 저하로 뼈가 지나치게 단단해진다. 골절되기 쉽고 골수 증식이 저해돼 빈혈 등의 증상이 나타난다.

키워드

골단선
뼈 길이가 늘어나는 부분. 연골로 되어 있어 X선으로 보면 검은 선으로 보인다. 골단선이 폐쇄되면 뼈의 길이는 늘어나지 않게 된다.

메모

출혈
혈소판 등의 출혈을 멈추게 하는 기능에 이상이 생겨 쉽게 출혈이 되거나 출혈이 잘 멈추지 않는 상태를 말한다.

석회화 이상으로 인한 구루병/골연화증

뼈가 형성될 때 유골에 하이드록시아파타이트가 침착해 석회화되는 역할이 저하되고 뼈가 단단해지지 않는 질환이다. 칼슘과 비타민 D, 인 등이 결핍되어 생긴다.

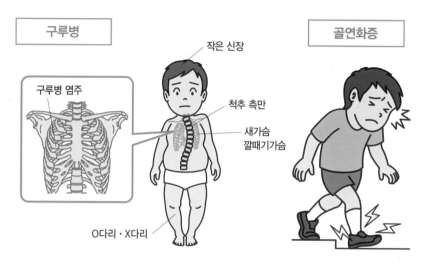

구루병

구루병 염주

작은 신장

척추 측만

새가슴
깔때기가슴

O다리 · X다리

골연화증

골흡수 작용이 떨어지는 골석화증

골흡수의 작용이 저하되고 상대적으로 골형성이 항진해 뼈가 비정상적으로 단단해진다. 중증인 경우에는 어릴 때 사망할 수도 있다.

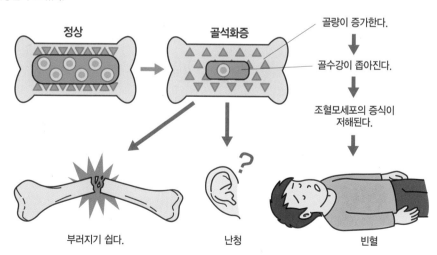

정상

골석화증

골량이 증가한다.

골수강이 좁아진다.

조혈모세포의 증식이
저해된다.

부러지기 쉽다.

난청

빈혈

뼈는 단단하지만 탄력이 없어 골절되기 쉽다. 해면골에서는 골량이 증가하고 골수강이 좁아져 빈혈이나 감염 취약 상태 등이 일어난다. 난청이나 치아 이상 등의 증상을 보인다.

영양소 결핍증과 과잉증

- 섭취해야 할 영양소는 한국인의 식사 섭취 기준에 명시되어 있다.
- 극단적인 편식은 결핍증이나 과잉증이 될 수 있다.
- 결핍증이나 과잉증을 일으킬 수 있는 비타민과 미량 원소가 있다.

결핍증과 과잉증

섭취해야 할 각 영양소의 양은 한국인의 음식 섭취 기준에 명시되어 있다. 권장 범위를 조금 넘는 정도라면 몸 상태에 영향을 주지 않지만 범위를 크게 벗어나거나 부족 또는 과도한 상태가 오래 지속되면 다양한 증상이나 질병이 나타난다. 어떤 영양소가 부족하여 생기는 증상이나 질병을 **결핍증**, 너무 많이 섭취하여 체내에 과도하게 축적됨으로써 생기는 증상이나 질병을 **과잉증**이라고 한다.

영양의 균형을 의식하여 가능한 한 다양한 음식을 식단에 넣고 하루 세 끼 거르지 않고 먹으면 문제가 생길 일은 별로 없다. 하지만 매일 같은 것만 먹거나 고기 혹은 야채를 먹지 않고 편식을 하는 등 식생활에 문제가 있는 경우에는 결핍증이나 과잉증이 나타날 수 있다. 건강식품을 섭취하는 경우에도 과잉증이 되지 않도록 주의해야 한다.

결핍증과 과잉증을 부르는 미량 미네랄이 있다

결핍증이나 과잉증은 비타민이나 미네랄 섭취와 관련이 있다(비타민 결핍증: p.140 참조, 과잉증: p.142).

하루 섭취량이 10mg 이하로 적은 **미량 미네랄 중 아연, 철, 구리** 등의 경우 결핍증이나 과잉증을 보일 수 있다. 아연이 결핍되면 미각 이상이나 탈모 증상이 나타나고, 철이 결핍되면 **철결핍성빈혈** 등이 나타난다는 사실은 잘 알려져 있다. 철결핍성빈혈은 젊은 여성에게 많은데, 과격한 다이어트, 편식, 심한 스포츠, 월경과다 등이 주요 원인이라 할 수 있다.

시험에 나오는 어구

결핍증
어떤 영양소 섭취가 부족하여 생기는 증상이나 질병.

과잉증
어떤 영양소를 지나치게 많이 섭취하여 체내에 축적됨으로써 나타나는 증상이나 질병.

철 결핍성 빈혈
혈색소(헤모글로빈)의 주 재료인 철분의 부족으로 발생하는 빈혈.

메모

한국인의 음식 섭취 기준
각 영양소의 평균 섭취량과 권장되는 양, 목표량, 상한 등을 명시한 것. 후생노동성이 정하는데, 5년마다 개정된다.

결핍증과 과잉증

섭취해야 할 영양소의 양에는 어느 정도의 허용 범위가 있으며, 그 범위 내에서 섭취한다면 건강을 해치는 일은 거의 없다. 하지만 극단적으로 편식을 하거나 건강식품을 섭취하는 경우는 결핍증이나 과잉증이 생길 수 있다.

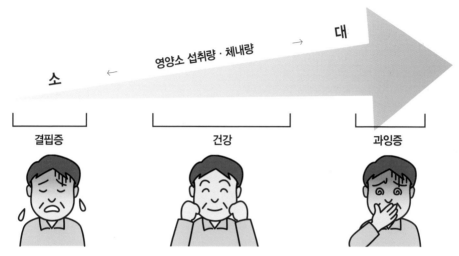

결핍증은 어떤 영양소가 부족해 충분한 양이 체내에 존재하지 않기 때문에 생긴다. 과잉증은 너무 많이 섭취해 체내에 과도하게 축적됨으로써 생긴다. 증상은 영양소에 따라 다르다.

주요 미량 미네랄 결핍증과 과잉증

결핍증이나 과잉증을 일으키는 미량 미네랄이 있다. 철 부족으로 인한 철결핍성빈혈은 과도한 다이어트나 월경 등이 원인으로, 젊은 여성에게 많다.

미네랄		증상
아연 Zn	결핍	탈모, 피부염, 설사, 미각장애, 면역 이상, 성장장애
	과잉	메스꺼움 · 구토, 설사, 구리 결핍증, 면역장애 등
구리 Cu	결핍	빈혈, 뼈의 발육부전, 백혈구(호중구) 감소 등
	과잉	메스꺼움 · 구토, 간기능 장애, 용혈성 빈혈 등
철 Fe	결핍	철결핍성빈혈과 그로 인한 숨 가쁨, 두근거림, 피로감 등
	과잉	간경변, 당뇨병, 피부색소 침착, 전신 장기장애 등

주요 비타민 결핍증

POINT

● 비타민 B₁ 결핍증인 각기병은 신경병증을 일으킨다.
● 임신 초기 엽산 결핍은 태아에게 신경관 폐쇄 장애를 일으킨다.
● 비타민 A가 부족하면 야맹증이나 피부 건조증이 생긴다.

수용성 비타민 결핍증

비타민은 체내의 다양한 대사를 돕는 유기 화합물이다. 많은 양이 필요하지는 않지만 체내에서 아예 합성되지 않거나 합성량이 필요량에 미치지 못하기 때문에 반드시 음식으로 섭취해야 하는 필수적인 영양소다. 비타민은 물질의 특성에 따라 **수용성 비타민**과 **지용성 비타민**으로 나눌 수 있다. 수용성 비타민에는 비타민 B군, 비타민 C, **엽산** 등이 있고, 지용성 비타민에는 비타민 A, 비타민 D, 비타민 E, 비타민 K가 있다.

각기병은 수용성 비타민인 **비타민 B₁**(싸이아민)이 부족하여 생기는 질환으로, 다리 저림이나 힘줄 반사 저하, 심기능 저하로 인한 다리 부종 등을 일으킨다. 옛날에나 있었던 병이라고 생각할 수 있지만 지금도 간혹발생하고, 중증의 경우 심부전을 일으켜 사망할 수도 있다.

엽산은 임신 초기에 부족하면 태아에게 **이분 척추** 같은 **신경관 폐쇄 장애**를 일으킨다. 임신을 희망하는 여성이라면 임신 전부터 엽산을 충분히 섭취해야 한다.

지용성 비타민 결핍증

지용성 비타민으로 비타민 A는 망막이나 결막, 피부 기능을 유지하는 작용을 하기 때문에 부족하면 야맹증이나 안구 건조, 피부 건조, 각화, 피부 트러블 등이 발생한다. 비타민 K는 출혈을 멈추게 하는 혈액응고 작용을 하기 때문에 부족하면 출혈이 멈추지 않는 심각한 문제가 발생한다.

한 가지 식품으로 비타민을 고루 섭취하기는 어렵다. 항상 다양한 식품을 섭취한다면 **비타민 결핍증**을 예방하는 데 도움이 된다.

시험에 나오는 어구

각기병
비타민 B₁ 결핍증. 건반사 저하가 일어나는 것으로 알려져 있다. 심기능 저하도 초래한다.

이분 척추
수정란으로부터 태아가 발육하는 과정에서 척추 신경이 들어가는 척추관이 제대로 닫히지 않는 발생학적 기형을 말한다. 그 때문에 신경이 노출되어 손상되거나 유착이 생기기도 한다.

메모

야맹증
비타민 A 결핍증으로 일어난다. 망막 세포 중 어두운 곳에서 일하는 세포에 이상이 생긴다. 그 때문에 밤이나 어두운 곳에서는 시력이 현저히 떨어진다.

수용성 비타민 결핍증

수용성 비타민의 결핍증에는 다음과 같은 것이 있다. 비타민 B_1 결핍증인 각기병이나 비타민 B_2 결핍증인 구내염·구각염 등은 잘 알려져 있다.

비타민	증상
비타민 B_1	식욕 부진, 하지 저림, 각기병, 베르니케 뇌증(착란이나 졸음, 안구불수의 운동 등을 일으킨다)
비타민 B_2	구내염, 구각염, 설염, 비정상인 눈부심, 지루성 피부염 등
나이아신	펠라그라병(광선 과민증, 피부염, 설사, 정신 신경 증상 등을 일으킨다)
비타민 B_6	구내염, 설염, 지루성 피부염, 빈혈, 청각과민, 면역력 저하 등
비타민 B_{12}	악성빈혈(미성숙이 큰 적혈구가 증가), 신경장애
엽산	신생아 신경관 폐쇄장애(이분 척추), 거대 적아구성 빈혈, 점막 재생 불량, 면역력 저하 등
비타민 C	괴혈병(잇몸이나 점막 등에서 출혈, 치아 탈락 등을 일으킨다)

지용성 비타민의 결핍증

지용성 비타민의 결핍증에는 다음과 같은 것이 있다. 비타민 A 결핍증인 야맹증이나 비타민 D 결핍증인 골다공증 등은 잘 알려져 있다.

비타민	증상
비타민 A	야맹증, 안구 및 피부 건조증, 성장장애, 전염성, 면역력 저하 등
비타민 D	구루병·골연화증(p.136), 골다공증(p.124) 등
비타민 E	용혈성 빈혈(적혈구 손상), 미숙아의 용혈성 빈혈 등
비타민 K	출혈 경향, 신생아 흑변(신생아의 위장관 출혈) 등

대사장애

주요 비타민 과잉증

POINT

- 치료 목적으로 대량 투여할 경우 수용성 비타민 과잉증이 발생할 수 있다.
- 비타민 A를 과다 섭취하면 두통이나 탈모, 뼈 이상 등이 생긴다.
- 비타민 D를 과다 섭취하면 고칼슘혈증이나 신장장애 등이 생긴다.

수용성 비타민에도 과잉증이 나타난다

물에 녹는 수용성 비타민은 많이 먹어도 소변으로 버려지기 때문에 과잉증이 일어나지 않는다고 알려져 있으나 일부 수용성 비타민의 경우는 과잉증이 발생하기도 한다.

수용성 비타민 과잉증에는 비타민 B_1을 많이 섭취했을 때 생기는 두통이나 불면증이 있고 나이아신을 많이 섭취했을 때 생기는 소화불량이나 설사·변비, 간기능 장애가 있다. 또한 비타민 B_6를 많이 섭취했을 때는 감각장애가 일어난다. 과잉증은 치료를 위해 대량 투여했을 때 생긴다. 일반 음식을 섭취하여 과잉증이 생기는 경우는 거의 없다.

지용성 비타민은 몸에 축적되기 쉽다

물에 녹지 않는 지용성 비타민은 여분의 비타민을 소변으로 배출하지 못하기 때문에 몸에 축적되어 과잉증이 일어날 수 있다. 그러므로 특정 식품을 계속 섭취하거나 비타민 보충제를 섭취하는 경우는 주의해야 한다. 비타민 A를 한꺼번에 많이 섭취하면 두통, 메스꺼움, 구토와 같은 급성 증상이 나타날 수 있다. 이러한 증상은 보충제 섭취뿐만 아니라 대량으로 간 등을 먹은 경우에도 일어날 수 있다. 또한 과도한 섭취를 계속하면 탈모나 근육통, 뇌압 항진 증상, 뼈 병변 등이 발생한다. 더구나 임신 중에 너무 많이 섭취하면 태아의 두개골에 이상이 생길 수 있다.

비타민 D는 너무 많이 섭취하면 고칼슘혈증이나 신장장애, 연조직의 석회화가 일어날 수 있다. 비타민 D는 골다공증을 예방하고 치료하는 데도 사용하지만 지나치게 많이 섭취하지 않도록 주의해야 한다.

 시험에 나오는 어구

뇌압 항진 증상
두개골 내에 출혈이나 종양, 뇌부종 등이 일어난 결과 뇌의 압력이 높아진 것을 뇌압항진이라고 하고, 이로 인해 일어나는 두통, 메스꺼움, 침침한 눈, 사물이 이중으로 보이는 등의 증상을 뇌압항진 증상이라고 한다.

연조직
신체에서 힘줄, 혈관 따위처럼 단단한 정도가 낮은 특성이 있는 조직. 연부조직이라고도 한다.

수용성 비타민 과잉증

물에 녹는 수용성 비타민은 여분의 비타민을 소변으로 배출하므로 보통 과잉증이 일어나지 않는다. 과잉증은 치료 목적으로 비타민을 대량 투여했을 때 일어난다.

비타민	증상
엽산	간기능장애, 태아 기형, 설사, 구토
나이아신	소화불량, 설사 · 변비, 간기능장애, 혈관 확장에 따른 안면홍조 등
비타민 B_6	감각신경장애, 뼈 통증, 고환위축 등

지용성 비타민의 과잉증

물에 녹지 않는 지용성 비타민은 여분의 비타민을 소변으로 버리지 못하고 체내에 쌓아두기 때문에 과잉증이 생길 수 있다.

비타민	증상
비타민 A	두통, 조바심, 불면, 접촉피부염, 가려움증 등
비타민 D	고칼슘혈증, 신장장애, 식욕부진, 연조직의 석회화 등

Athletics Column

비타민 과잉증에 걸리지 않으려면

운동선수는 대부분 보충제를 잘 활용한다. 비타민도 그중 하나다. 에너지 대사와 관련된 비타민 B군과 콜라겐 합성과 관련된 비타민 C를 섭취하는 사람도 많을 것이다. 이런 비타민은 수용성이기 때문에 과잉증을 걱정할 필요는 없다. 하지만 골 대사에 중요한 비타민 D나 비타민 A 또는 멀티비타민 등 여러 비타민 보충제를 섭취하고 있는 사람은 지용성 비타민 섭취량이 과다가 되지 않도록 각별히 주의해야 한다.

선천성 대사 이상 ① 아미노산 대사 이상증

POINT

- 선천성 대사 이상증에는 수백 가지 질병이 있다.
- 페닐케톤뇨증은 페닐알라닌 대사 이상이다.
- 메티오닌 대사 이상, 발린 등의 대사 이상 등이 있다.

선천성 대사증후군은 수백 종류가 있다

　선천적으로 대사에 필요한 **효소**가 결여되어 있거나 기능이 나빠져 대사에 이상이 생기고 지능장애 같은 심각한 문제를 일으키는 질병을 **선천성 대사 이상증**이라고 한다. 선천성 대사 이상증은 **아미노산 대사 이상증, 당 대사 이상증, 지방산 대사 이상증** 등으로 분류되는데, 수백 종류의 질병이 있는 것으로 알려져 있다.

　아미노산 대사 이상증에는 **페닐케톤뇨증, 호모시스틴뇨증, 단풍당밀 뇨병**(단풍시럽뇨병) 등이 있다. 이러한 질병은 생후 즉시 혈액을 채취하여 검사하는 **신생아 대사 이상 검사**을 해보면 알 수 있다. 서둘러 적절한 치료를 하면 심각한 합병증이나 발달 이상 등을 막을 수 있다.

페닐케톤뇨증은 대표적인 아미노산 대사 이상증

　아미노산 대사 이상증의 대표적인 질병인 페닐케톤뇨증은 **상염색체 열성유전**으로 생기는 질병이다. 아미노산의 페닐알라닌을 분해하는 효소에 문제가 있으면 몸에 페닐알라닌이 쌓이기 때문에 분해 산물인 **티로신**이 부족해진다. 페닐알라닌이 쌓이면 신경 발달에 이상이 생겨 심각한 지능장애가 발생한다. 또한 티로신이 부족하면 멜라닌 색소가 만들어지지 않아 피부와 모발색이 옅어진다.

　기본적인 치료 방법으로는 페닐알라닌을 음식으로 섭취하지 않는 것이다. 하지만 성장을 위해 어느 정도 섭취는 필요하므로 먹는 방법에 대해서 의사나 영양사의 지도를 받는 것이 좋다.

시험에 나오는 어구

신생아 대사 이상 검사
태어난지 얼마 안 된 아기에게 선천성 질환이 없는지 확인하는 혈액검사. 현재는 20개 질환을 대상으로 실시한다.

키워드

상염색체 열성유전
상염색체에 있는 비정상적인 유전자가 한 쌍의 상염색체 양쪽에 있으면 발병하는 것. 한쪽에만 있어도 발병하는 것은 우성유전이다.

메모

페닐케톤뇨증의 이름
페닐알라닌의 일부가 대사되어 페닐케톤체가 되는데, 소변으로 나오기 때문에 이 이름이 붙었다.

주요 선천성 아미노산 대사 이상증

아래 질환은 신생아 매스 스크리닝 검사 대상 질환이다.

질환	특징
페닐케톤뇨증	페닐알라닌 대사 이상 염색체 열성유전 지능장애, 뇌전증, 피부와 머리색이 옅어지는 증상이 나타난다.
호모시스틴뇨증	메티오닌 대사 이상 염색체 열성유전 대사 산물인 호모시스테인의 산화물 호모시스틴이 소변으로 나온다. 지능장애, 뇌전증, 골다공증, 큰 신장, 측만 등의 골격, 혈관계 이상, 수정체 탈구, 혈전증 등이 나타난다.
단풍당밀뇨병	발린, 로이신, 이소로이신의 대사 이상 염색체 열성유전 대사되지 않고 남는 분기쇄α 케토산이 소변으로 나온다. 소변에서 메이플 시럽 냄새가 나서 이 이름이 붙었다. 토유(젖을 토하는 병증), 의식장애, 경련 등이 나타난다.

페닐케톤뇨증의 특징

페닐알라닌 대사 효소 결핍으로 인해 혈중 페닐알라닌이 상승하고, 소변 속 페닐케톤체가 상승한다.

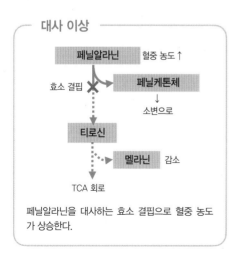

대사 이상

페닐알라닌을 대사하는 효소 결핍으로 혈중 농도가 상승한다.

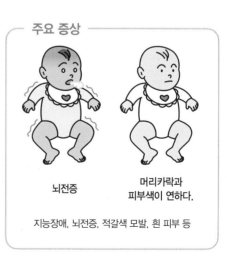

주요 증상

뇌전증

머리카락과
피부색이 연하다.

지능장애, 뇌전증, 적갈색 모발, 흰 피부 등

선천성 대사 이상 ② 당 대사 이상증

POINT
- 당 대사 이상에는 당원병과 갈락토스혈증이 있다.
- 당원병은 글리코겐을 대사하는 효소 결핍이 원인이다.
- 갈락토스혈증은 생후 즉시 구토 등이 나타날 수 있다.

당원병은 간형, 전신형, 근육형으로 나뉜다

선천성 대사 이상증 중 당 대사 이상으로 생기는 질병에는 당원병과 갈락토스혈증이 있다.

당원병은 간과 근육에 저장되는 글리코겐(p.12)을 분해하는 효소 결핍으로 글리코겐을 글루코스로 만들지 못해 장기에 글리코겐이 쌓여 장애를 일으키거나, 글루코스가 부족해 저혈당이 되는 질병이다. 글리코겐을 분해하는 어떤 효소가 부족하고 어디에 글리코겐이 쌓이느냐에 따라 간형, 전신형, 근육형으로 나눈다. 글리코겐이 주로 간에 축적되는 간형 당원병의 경우 간이 붓고(간종대), 저혈당 발작을 일으키기 쉬우며, 신장이 작아진다. 전신형 당원병의 경우 유아기에는 근력저하나 심부전, 간종대 등을 일으키고, 소아·성인기에는 근위근의 근력저하나 호흡곤란 등을 일으킨다. 근육형 당원병의 경우는 근력저하나 근육통, 운동하면 쉽게 피로해지는 등의 증상이 나타난다.

갈락토스 대사 이상으로 일어나는 갈락토스혈증

갈락토스혈증은 갈락토스를 대사하는 효소의 결핍으로 대사하지 못한 갈락토스가 몸에 쌓이는 질병이다. 갈락토스는 글루코스와 결합해 유당이 되는 당으로 모유와 인공우유 등에 함유되어 있다. 이 질환은 갈락토스 대사 효소의 부족한 종류에 따라 I형~III형으로 분류된다. 갈락토스 I형은 생후 즉시 구토나 설사, 간종대 등이 나타나고, 수개월 이후에는 백내장이나 정신 운동 발달 지체가 나타난다. 갈락토스 II형의 주요 증상은 백내장이고, 갈락토스 III형은 거의 무증상이다.

시험에 나오는 어구

당원병
글리코겐 대사 이상으로 생기는 선천성 당 대사 이상.

갈락토스혈증
갈락토스의 대사 이상으로 생기는 선천성 대사 이상.

키워드

글리코겐
여러 개의 글루코스가 연결된 것. 근육과 간에는 글리코겐의 형태로 당을 저장한다.

갈락토스
단당류. 글루코스와 결합해 유당이 된다. 유당은 모유와 인공우유 등에 들어 있다.

정신 운동 발달 지체
지적장애(정신지체)와 운동기능의 발달 지연.

당원병의 형태와 특징

당원병은 글리코겐을 글루코스로 대사하는 효소의 결핍으로 장기에 글리코겐이 쌓이면서 저혈당이 되는 질환으로 부족한 효소나 장애가 생기는 장기에 따라 간형, 전신형, 근육형으로 나뉜다.

유형	특징
간형	**당원병 I형** 간종대, 저혈당 발작, 인형 얼굴(둥근 얼굴, 볼이 통통함) 성장장애, 출혈 경향 등
전신형	**당원병 II형** 유아형 : 중증 근력저하나 심부전 등 소아형 · 성인형 : 근위근의 근력저하, 호흡곤란 등
근육형	**당원병 V형** 근력저하, 운동하면 쉽게 피로, 근육통 등

**간형의 간종대와
인형 얼굴**

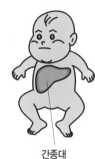

간종대

갈락토스혈증의 특징

갈락토스혈증은 갈락토스의 대사 효소 중 하나가 결핍되어 혈중 갈락토스가 증가하는 질환이다. 부족한 효소의 종류에 따라 I형~III형으로 나뉜다.

대사 이상

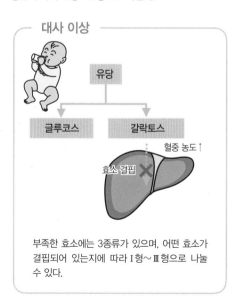

부족한 효소에는 3종류가 있으며, 어떤 효소가 결핍되어 있는지에 따라 I형~III형으로 나눌 수 있다.

주요 증상

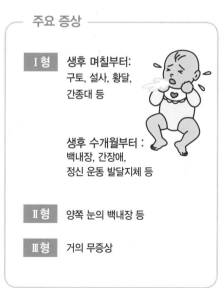

I형 생후 며칠부터:
구토, 설사, 황달,
간종대 등

생후 수개월부터 :
백내장, 간장애,
정신 운동 발달지체 등

II형 양쪽 눈의 백내장 등

III형 거의 무증상

선 천 성
대사 이상 ③ **기타**

- 암모니아를 무독화할 수 없는 요소 사이클 이상증
- 지방산을 에너지원으로 이용할 수 없는 지방산 대사 이상증
- 헴의 합성과 관련된 효소 결핍으로 일어나는 포르피린증

요소 사이클 이상증과 지방산 대사 이상증

선천성 대사 이상증에는 아미노산 대사 이상이나 당 대사 이상 외에도 다음과 같은 것이 있다.

요소 사이클 이상증은 단백질이 대사되는 과정에서 생기는 유독한 암모니아를 무독한 요소로 바꾸는 **요소 사이클**의 이상으로 일어나는 질병이다. 요소 사이클에서 암모니아를 단계적으로 대사하는 5가지 효소 중 하나가 결핍되면서 혈중에 암모니아가 늘고 구토나 의식장애, 지능장애 등의 증상이 나타난다.

지방산 대사 이상증은 혈중 유리지방산(p.84)을 대사할 수 없는 질환이다. 유리지방산은 뇌나 전신 세포의 에너지원이 되는데, 유리지방산을 대사하여 에너지를 추출하는 과정에 필요한 효소가 부족하면 지방산을 이용할 수 없어 대신 글루코스만 사용하게 된다. 그 때문에 공복이거나 열이 나 혈중 글루코스가 많이 사용되었을 때는 갑자기 심한 저혈당이 되어 의식장애를 일으킬 수 있다.

포르피린증은 8가지 유형이 있다

적혈구의 붉은 색소인 **헤모글로빈** 성분, 헴이 합성되는 과정에서 작용하는 효소의 문제로 합성 도중에 생기는 **포르피린**이나 그 전구 물질이 쌓이는 **포르피린증**도 대사 이상증이다. 몇 가지 효소 중 어느 것에 문제가 있느냐에 따라 8가지 유형으로 나누어지며, **일광과민증**(햇빛 알레르기)을 일으키는 **피부 포르피린증**과 갑작스러운 복통이나 구토, 신경증상 등을 일으키는 **급성 포르피린증**으로 크게 나뉜다.

 시험에 나오는 어구

요소 사이클 이상증
암모니아를 무독화하는 요소 사이클 효소에 이상이 있어 혈중에 암모니아가 증가하는 병.

지방산 대사 이상증
유리지방산을 에너지원으로 이용하는 데 필요한 효소 결핍으로 글루코스만 사용돼 저혈당이 되는 병.

포르피린증
헤모글로빈의 헴을 합성하는 과정에 필요한 효소 결핍으로 합성 도중에 생기는 포르피린 등이 쌓이는 병.

🔒 키워드

헴
적혈구의 붉은 색소인 헤모글로빈의 주요 성분으로 철 이온이 함유되어 있다.

다양한 대사 이상

대사에 필요한 효소의 결핍이나 기능 저하로 인한 대사 이상에는 여러 가지가 있다. 아래에 그 몇 가지를 소개한다.

요소 사이클 이상증

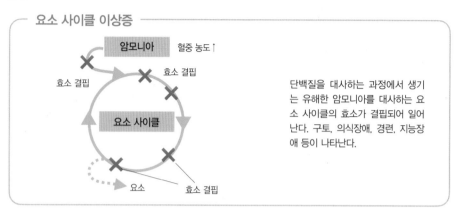

단백질을 대사하는 과정에서 생기는 유해한 암모니아를 대사하는 요소 사이클의 효소가 결핍되어 일어난다. 구토, 의식장애, 경련, 지능장애 등이 나타난다.

지방산 대사 이상증

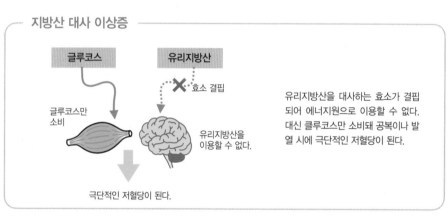

유리지방산을 대사하는 효소가 결핍되어 에너지원으로 이용할 수 없다. 대신 글루코스만 소비돼 공복이나 발열 시에 극단적인 저혈당이 된다.

포르피린증

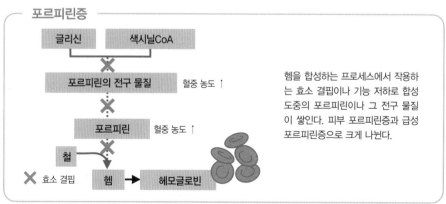

헴을 합성하는 프로세스에서 작용하는 효소 결핍이나 기능 저하로 합성 도중의 포르피린이나 그 전구 물질이 쌓인다. 피부 포르피린증과 급성 포르피린증으로 크게 나뉜다.

149

비만 평가법의 변화

비만이란 체지방이 과도하게 축적된 상태를 말한다. 체지방을 측정할 방법이 없었을 때는 비만을 신장과 체중으로 평가할 수밖에 없었다. 비만도를 결정하는 표준체중을 '신장-100(또는 110)'으로 하기도 하고 '(신장-100)×0.9'가 최적이라는 말도 있다. 하지만 최근에는 BMI를 사용하여 비만도를 평가하는 것이 일반적이다. 특별한 측정기기 없이도 키와 몸무게만으로 건강 위험을 추측할 수 있어 BMI를 자주 이용하게 된 것이다. 하지만 신장과 체중으로 산출하는 방법에는 근육량이 많아서 체중이 표준보다 무거운 유형도 비만으로 평가되는 문제가 있다. 여러 연구 결과 질병의 합병률은 BMI 22(남성은 22.2, 여성은 21.9)일 때 가장 낮으며, BMI가 너무 낮아도 너무 높아도 리스크가 높다는 사실이 밝혀졌다.

체지방을 보다 정확하게 측정하는 방법으로는 수중체중법과 공기치환법이 있다. 수중체중법은 물속의 저울을 타고 숨을 내쉴 때의 체중을 재어 육상에서 측정한 체중과 합쳐서 몸의 밀도를 계산하는 방법이고, 공기치환법은 밀폐된 캡슐 안에서 공기압을 가해 압력의 변화로부터 체조성을 산출하는 방법이다.

의료시설이라면 2종류 파장의 X선을 이용해 몸 조직의 투과율 차이로 체지방률을 계산할 수도 있고, MRI나 CT로 몸의 단면을 촬영해 지방의 양을 추정할 수도 있다. 이러한 검사 방법은 대규모 장치가 필요한 데다 특별한 시설에서만 측정이 가능하다는 문제점이 있다.

반면 피하지방 두께로 추정하는 방법은 매우 간단하다. 캘리퍼라는 기구로 피하지방 몇 군데를 집어 두께를 측정하고 수치를 계산식에 넣어 계산한다. 하지만 이 방법에는 측정자에 따라 차이가 나기 쉽다는 단점이 있다. 그래서 등장한 것이 생체 임피던스법이다. 이 방법은 몸에 미약한 전류를 흘려 저항을 측정하여 체지방률을 추정한다. 지금은 가정용 체중계에도 이 기능이 있을 정도로 친숙한 방법이지만 체내 수분량에 영향을 받기 때문에 음식물 섭취나 운동 전후, 생리 전후에는 수치가 크게 변동될 수 있으므로 주의해야 한다.

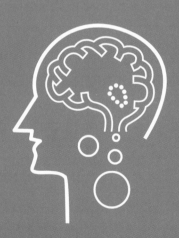

4장

내분비와 구조

내분비란 무엇인가?

POINT

- 체내에 분비하는 내분비와 분비선에서 체외로 분비하는 외분비가 있다.
- 내분비샘에서 분비하는 호르몬은 대부분 혈관으로 들어간다.
- 신경의 조절에 따라 천천히, 광범위하게 작용한다.

내분비와 외분비의 차이

분비란 어떤 물질을 만드는 세포가 모인 샘기관이라 불리는 조직에서 그 물질이 나오는 것을 말한다. 생물이 분비하는 분비물은 관을 통하지 않고 온몸으로 나오는 것과 관을 통해 봄 밖으로 나오는 것이 있는데, 이를 각각 내분비, 외분비라고 한다.

사람의 경우는 땀이나 피지, 타액, 소화액, 유즙 등의 분비가 외분비이다. 소화액의 분비는 체내라고 생각할 수 있지만 소화액을 분비하는 소화관 내부는 외계와 연결되어 있어 외분비로 분류된다. 외분비의 경우 샘기관에서 분비물을 흘려보내는 도관이 있는 것이 특징이다.

내분비 작용과 신경 작용의 차이

내분비의 경우 도관은 없고, 샘에서 나온 호르몬은 혈관으로 들어간다. 혈관으로 들어간 호르몬은 혈류를 타고 전신으로 운반되어 **표적세포**에 작용한다. 호르몬 중에는 분비한 세포 옆의 세포나 분비한 세포 자신에게 작용하는 것도 있다.

몸의 다양한 기능은 신경에 의해 조절된다. 그렇다고 신경과 호르몬의 작용 방법이 같은 것은 아니다. 신경은 정보의 전달 속도가 빨라 내려진 명령이 목적지에 순식간에 도달해 작용이 나타난다. 하지만 호르몬의 경우는 혈류를 타고 목적지에 도달하기까지 시간이 걸리기 때문에 작용의 발현은 천천히, 그리고 지속적으로 나타난다. 그러면서도 신경이 보내는 명령은 신경이 접속된 곳에서만 작용하는 데 반해 호르몬은 동시에 몇 군데, 혹은 전신의 세포에 작용할 수도 있다.

시험에 나오는 어구

외분비
샘에서 분비물이 몸 밖으로 분비되는 구조. 땀이나 피지, 타액, 소화액 등이 분비된다. 샘에서 밖으로 이어지는 도관이 있다.

내분비
내분비샘에서 호르몬이 분비돼 혈관으로 들어가 온몸을 돌 듯이 샘에서 나오는 호르몬이 체내에 분비되는 구조. 도관을 통하지 않는다.

표적세포
혈액 속으로 분비되고 체액에 의해 운반되는 호르몬을 받아들이는 세포를 가리킨다. 특정 호르몬에 붙는 수용체를 가지고 있다.

메모

신경에 의한 조절
몸의 기능은 호르몬뿐만 아니라 자율신경에 의해서도 조절된다. 그 중추는 시상하부이다.

내분비와 외분비의 차이

특수한 물질을 만드는 샘에서 분비물이 나올 때, 체내에 분비하는 것을 내분비, 도관을 타고 몸 밖으로 나오는 것을 외분비라고 한다.

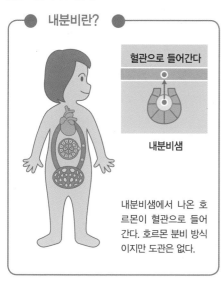

내분비란?

혈관으로 들어간다

내분비샘

내분비샘에서 나온 호르몬이 혈관으로 들어간다. 호르몬 분비 방식이지만 도관은 없다.

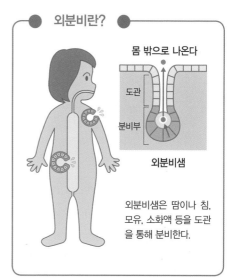

외분비란?

몸 밖으로 나온다

도관

분비부

외분비샘

외분비샘은 땀이나 침, 모유, 소화액 등을 도관을 통해 분비한다.

내분비 작용과 신경 작용의 차이

내분비에 의한 작용은 신경에 의한 작용보다 효과 및 발현이 더디지만, 멀리 떨어진 세포와 복수의 장소, 때로는 전신에 작용한다.

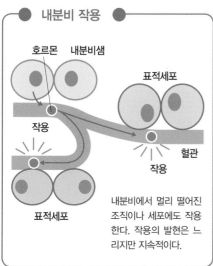

내분비 작용

호르몬 내분비샘

표적세포

작용

혈관

작용

표적세포

내분비에서 멀리 떨어진 조직이나 세포에도 작용한다. 작용의 발현은 느리지만 지속적이다.

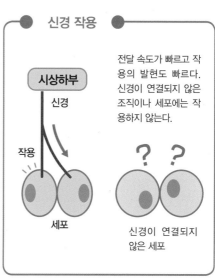

신경 작용

시상하부

신경

작용

세포

전달 속도가 빠르고 작용의 발현도 빠르다. 신경이 연결되지 않은 조직이나 세포에는 작용하지 않는다.

? ?

신경이 연결되지 않은 세포

내분비기관과 작용

POINT
- 내분비기관에서는 주로 호르몬을 분비하는 일을 한다.
- 시상하부와 뇌하수체가 내분비계의 중심적 역할을 한다.
- 갑상샘과 부신은 제각기 전문적인 역할을 한다.

시상하부와 뇌하수체가 중심적인 역할을 한다

주로 호르몬을 분비하는 기관을 내분비기관이라고 한다. 내분비기관에는 **시상하부**(p.158), **뇌하수체**(p.160), **갑상샘**(p.170), **부갑상샘**(p.176), 췌장, **부신**(p.178), 난소·고환(정소)이 있다.

이 중 시상하부는 내분비계의 사령탑과 같은 존재로 대부분 내분비샘을 자극하는 호르몬을 분비한다. 게다가 **자율신경계**의 중심이기도 해서 몸의 다양한 기능을 조절하는 역할을 담당한다. 그 아래에 매달려 있는 뇌하수체는 시상하부로부터 명령을 받아 몸 곳곳에 있는 내분비기관을 자극하는 호르몬을 분비한다. 시상하부와 함께 내분비계의 중심적 역할을 하는 것이다.

전문적인 역할을 하는 내분비기관

그 밖의 내분비기관들은 각각 전문적인 역할을 담당한다. 갑상샘은 대사 조절, 부갑상샘은 골 대사, 난소와 정소는 생식기능을 담당한다.

췌장은 혈당 조절 호르몬을 분비하는 내분비 역할과 췌액을 분비하는 외분비 역할 모두 담당한다. 췌장의 기능은 2장에서 설명했다.

부신은 피질과 수질이 별개의 조직으로 되어 있어, 제각기 하는 역할이 다르다.

특히 부신피질의 역할은 항스트레스와 면역, 체액의 조절, 3대 영양소의 대사, 중추신경계에 대한 작용 등 다방면에 걸쳐 있다.

시험에 나오는 어구

시상하부
뇌의 일부로, 신경세포가 모인 신경핵이 여러 개 있다. 자율신경계와 내분비계의 중추.

뇌하수체
하수체라고도 한다. 시상하부 아래에 위치하며, 나비 모양으로 생긴 나비뼈(접형골)의 터키안(p.160)에 들어 있다. 전엽과 후엽으로 나뉜다. 부신이나 생식샘 등을 자극하는 호르몬을 분비한다.

자율신경계
교감신경과 부교감신경으로 나뉜다. 몸의 기능을 조절하는 역할을 한다.

메모

중추
뇌중심이 되는 중요한 곳이라는 의미. 내분비계의 경우 시상하부가 중추이다. 신경계에서는 뇌와 척수를 중추신경이라고 한다.

내분비기관과 그 기관이 분비하는 호르몬

호르몬 분비를 전문으로 하는 내분비기관과 그 기관이 분비하는 호르몬에는 다음과 같은 것이 있다.

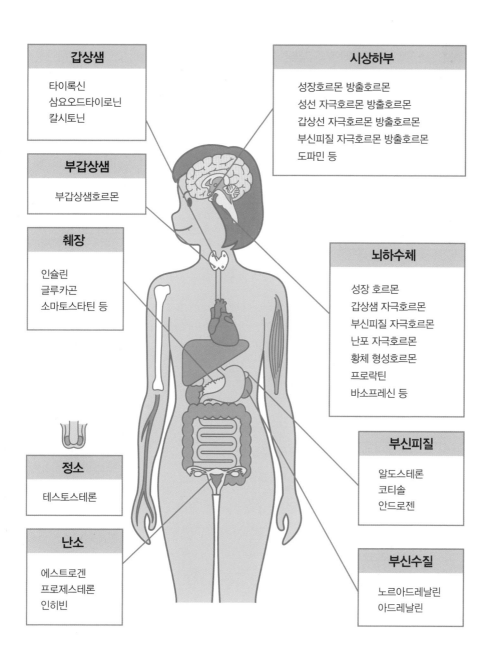

갑상샘

타이록신
삼요오드타이로닌
칼시토닌

부갑상샘

부갑상샘호르몬

췌장

인슐린
글루카곤
소마토스타틴 등

정소

테스토스테론

난소

에스트로겐
프로제스테론
인히빈

시상하부

성장호르몬 방출호르몬
성선 자극호르몬 방출호르몬
갑상선 자극호르몬 방출호르몬
부신피질 자극호르몬 방출호르몬
도파민 등

뇌하수체

성장 호르몬
갑상샘 자극호르몬
부신피질 자극호르몬
난포 자극호르몬
황체 형성호르몬
프로락틴
바소프레신 등

부신피질

알도스테론
코티솔
안드로젠

부신수질

노르아드레날린
아드레날린

155

내분비기관 외에서 분비하는 호르몬

POINT

- 심장이나 신장 등도 호르몬 물질을 분비한다.
- 장기의 본래 일과 관계되는 호르몬을 분비한다.
- 지방이나 뼈, 혈관에서도 호르몬과 같은 물질을 분비한다.

장기에서 분비되는 물질

다양한 연구 결과 내분비기관이 아닌 다른 장기에서도 호르몬 물질을 분비하는 것으로 밝혀졌다. 심장이나 신장 등 원래 내분비와는 상관없는 장기에서 그 장기의 일과 관련된 물실을 분비하는 것이나.

예를 들어 신장은 소변을 만드는 장기이지만, 혈압을 올리는 구조와 관련된 레닌이라는 생리활성물질을 분비한다. 혈압이 떨어지면 신장으로 가는 혈류가 줄어 혈액을 여과해서 소변을 만들 수 없기 때문이다. 또한 신장에는 많은 양의 혈액이 흐르기 때문에 혈액 상태를 감시하는 데 적합하다. 혈액의 산소 농도가 떨어지면 골수(p.118)를 자극하여 혈액 생성을 촉진하는 에리스로포이에틴이라는 물질을 분비한다.

심장이나 혈관, 뼈나 지방조직에서도 분비

간은 신장에서 분비되는 레닌의 작용으로 활성화되어 혈압을 올리는 작용과 관련된 안지오텐시노젠이라는 물질을 분비한다. 심장은 체액량(혈액량)과 혈압을 조절하는 심방 나트륨 배설 펩타이드라는 물질을 분비한다. 소화관의 세포에서 분비되는 가스트린이나 세크레틴 호르몬은 소화관과 췌장, 담낭을 자극하여 소화액의 분비를 조절한다.

혈관벽에서는 혈관을 넓히는 물질이 분비되고, 뼈에서는 뼈를 만드는 작용을 자극하는 호르몬이 분비된다. 지방조직에서는 대사와 관련해 식욕을 억제하는 렙틴 등이 분비된다.

시험에 나오는 어구

레닌
혈압이 떨어지면 신장에서 나오는 효소가 바로 레닌이다. 레닌은 간이 만드는 안지오텐시노젠을 활성화해 안지오텐신Ⅰ으로 만든다. 안지오텐신Ⅰ은 폐에서 분비하는 효소로 안지오텐신Ⅱ를 만들고 혈관을 수축시켜 혈압을 올린다.

메모

적혈구의 생성
적혈구는 골수에 있는 혈액 줄기세포가 분화하면서 만들어진다. 적혈구 형성호르몬은 적혈구 생성을 촉진한다.

내분비기관이 아닌 곳에서 분비하는 호르몬

호르몬 분비를 전문으로 하는 내분비기관이 아닌 다른 장기에서도 다음과 같은 호르몬이나 호르몬 비슷한 물질이 분비된다.

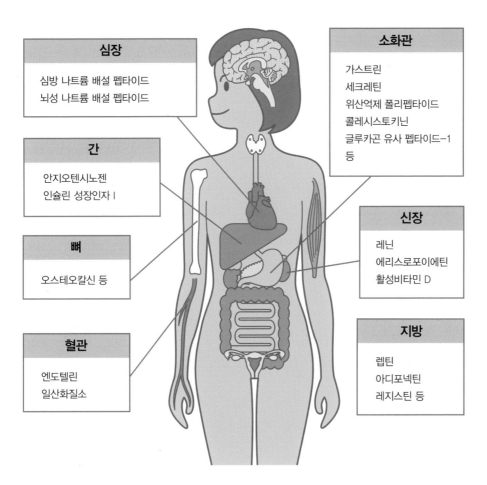

심장

심방 나트륨 배설 펩타이드
뇌성 나트륨 배설 펩타이드

간

안지오텐시노젠
인슐린 성장인자 I

뼈

오스테오칼신 등

혈관

엔도텔린
일산화질소

소화관

가스트린
세크레틴
위산억제 폴리펩타이드
콜레시스토키닌
글루카곤 유사 펩타이드-1
등

신장

레닌
에리스로포이에틴
활성비타민 D

지방

렙틴
아디포넥틴
레지스틴 등

뼈에서 나오는 오스테오칼신은 회춘 호르몬

운동을 하거나 충격을 받아 뼈에 자극이 가면 뼈의 골모세포에서 오스테오칼신이나 오스테오폰틴이라는 물질이 분비된다. 이 물질은 뇌나 근육 등 온몸에 스며들어 기억력, 근육 에너지 효율, 면역기능, 인슐린의 분비와 감수성 등을 향상시키는 것으로 밝혀졌다. 다시 말하자면 회춘 호르몬인 셈이다. 운동이 부족하면 노화가 빨리 진행될지도 모른다.

시상하부와 호르몬

POINT

- 시상하부는 서로 다른 기능을 하는 신경핵으로 이루어져 있다.
- 시상하부는 자율신경의 중추이기도 하다.
- 뇌하수체 호르몬을 방출하거나 억제하는 호르몬을 분비한다.

교감신경과 부교감신경의 중추

뇌의 아래쪽, 머리의 중심보다 약간 앞쪽에 있는 **시상하부**는 서로 다른 기능을 하는 여러 개의 **신경핵**으로 이루어져 있다. 시상하부라는 이름은 시상 밑에 위치해서 붙은 것이다.

시상하부의 신경핵에서는 몸의 기능을 조절하기 위한 다양한 명령을 내리고, **자율신경계**와 **내분비계**를 통해 그 명령이 전신에 전달된다.

자율신경계에는 **교감신경**과 **부교감신경**이 있는데, 이 둘은 적절한 균형을 통해 다양한 신체기능을 조절한다. 흥분하거나 긴장했을 때는 교감신경이 강하게 작용하고, 긴장을 풀고 휴식을 취할 때는 부교감신경이 강하게 작용한다. 자율신경계는 우리의 의지와 관계없이 우리 몸의 기능을 조절하는 신경계로, 시상하부가 그 중추에 있다. 시상하부에서는 체온, 혈당, 체액량 등을 조절하기 위한 명령이 내려지며, 그 명령은 혈관이나 전신의 장기로 전달된다.

내분비계의 중추로 뇌하수체 호르몬을 조절

시상하부의 신경핵이 만드는 호르몬은 대부분 ○○방출호르몬이라는 이름이 붙는데 이 이름에서 알 수 있듯이 뇌하수체를 자극해 방출시킨다. 반면 방출이라는 이름이 붙지 않는 **소마토스타틴**이나 **도파민**은 뇌하수체로부터 분비되는 호르몬을 억제한다.

뒤에서 설명하는 뇌하수체 후엽 호르몬인 **바소프레신**과 **옥시토신**은 사실 시상하부가 만든다. 시상하부의 신경핵에서 만들어 신경의 **축삭**을 통해 **뇌하수체 후엽**으로 보내는 것이다(p.160).

 시험에 나오는 어구

시상하부
사이뇌의 일부로, 시상 아래, 제3뇌실의 측벽에서 하벽을 구성한다. 신경핵이 여러 개 있는데, 자율신경계와 내분비계의 중추로서 작용한다.

 키워드

신경핵
신경 세포체가 한곳에 모여서 같은 일을 하는 세포 집단. 신경 신호를 보내거나 중계하는 일 외에 호르몬을 만드는 일도 담당한다.

시상하부의 위치와 구조

시상하부는 사이뇌의 일부로, 뇌의 아래쪽에 위치한다. 신경핵이 여러 개 있는데, 이 신경핵은 자율신경계와 내분비계의 중추로서 작용한다.

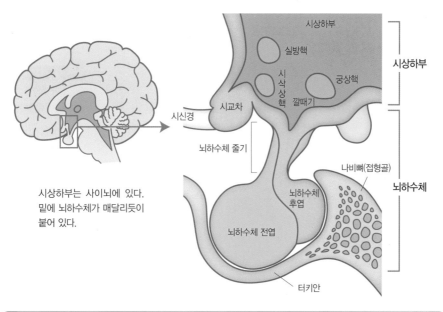

시상하부는 사이뇌에 있다.
밑에 뇌하수체가 매달리듯이
붙어 있다.

시상하부의 호르몬과 작용

시상하부에서는 뇌하수체 호르몬을 방출하는 호르몬과 그 분비를 억제하는 호르몬이 분비된다.

호르몬	작용
성장 호르몬 방출호르몬	성장 호르몬의 분비를 자극한다.
소마토스타틴	성장 호르몬의 분비를 억제하는 작용을 한다.
갑상샘 자극호르몬 방출호르몬	갑상샘 자극호르몬의 분비를 자극한다.
부신피질 자극호르몬 방출호르몬	부신피질 자극호르몬의 분비를 자극한다.
생식샘 자극호르몬 방출호르몬	난포 자극호르몬과 황체 형성호르몬의 분비를 자극한다.
도파민	프로락틴 분비를 억제하는 작용을 한다.

뇌하수체와 호르몬

> POINT
> ● 뇌하수체는 시상하부에 매달리듯이 위치한다.
> ● 뇌하수체 전엽 호르몬은 표적 내분비샘을 자극한다.
> ● 뇌하수체 후엽은 시상하부가 만든 호르몬을 저장, 방출한다.

뇌하수체 전엽과 후엽은 다른 조직

뇌하수체는 하수체라고도 한다. 시상하부에 매달리듯이 자리 잡고 있는데, 허공에 매달려 있는 것이 아니라 뇌 밑부분을 덮는 나비뼈(접형골)의 터키안 속에 들어가 있다.

뇌하수체는 **전엽**과 **후엽**으로 나눌 수 있는데, 단순히 부위로 나누어져 있는 것이 아니라 원래 발생의 기원이 다르다. 수정란에서 몸이 만들어지는 과정에서 시상하부가 되는 곳으로부터 아래로 내려온 부분(후엽)에 밑에서 들어 올려진 조직(전엽)이 달라붙는 형태로 되어 있다.

전엽 호르몬과 후엽 호르몬의 작용

뇌하수체 전엽에서 분비되는 호르몬은 시상하부에서 분비되는 호르몬의 자극을 받는다. 성장 호르몬은 몸의 성장과 대사 조절을 하고, 프로락틴은 유선을 발달시킨다. 그 밖의 자극호르몬 또는 형성호르몬이라는 이름이 붙은 호르몬은 각각 표적이 되는 **내분비샘**을 자극해 호르몬 분비를 촉진하는 작용을 한다.

뇌하수체 후엽 호르몬에는 **바소프레신**과 **옥시토신**이 있다. 바소프레신은 체액의 삼투압을 유지하고, 옥시토신은 유즙의 방출과 자궁의 평활근을 수축시키는 작용을 한다. 이들 호르몬은 **뇌하수체 후엽**으로 만들어지는 것이 아니라 시상하부에서 만들어져 신경세포의 **축삭**을 거쳐 뇌하수체 후엽으로 보내진다. 뇌하수체 후엽은 이러한 호르몬을 저장했다가 필요할 때마다 방출하는 일을 한다.

시험에 나오는 어구

뇌하수체 전엽
뇌하수체의 앞쪽 부분. 시상하부의 자극을 받아 성장 호르몬이나 표적 내분비샘을 자극하는 호르몬 등을 분비한다.

뇌하수체 후엽
하수체 뒤쪽 부분. 시상하부에서 만들어진 호르몬을 모아두었다가 필요할 때마다 방출한다. 후엽에서는 호르몬을 만들지 않는다.

키워드

축삭
신경세포에서 뻗어 나온 긴 돌기. 다음 세포에 신호를 전달하는 전기코드와 같은 역할을 한다.

메모

발생
수정란이 세포 분열을 반복하면서 여러 조직으로 분화하여 생명체가 형성되는 과정.

뇌하수체 전엽과 호르몬

시상하부에서 분비되는 각종 호르몬의 자극을 받아 표적 내분비샘을 자극하는 호르몬을 분비한다. 장기 등을 직접 자극하는 호르몬도 있다.

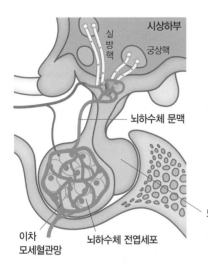

호르몬	주요 역할
성장 호르몬	성장 촉진
프로락틴	유선 발달, 유즙 생성
부신피질 자극호르몬	부신피질 자극호르몬의 분비를 촉진
난포 자극호르몬	2차 성징, 생식기 발달 등

뇌하수체 후엽과 호르몬

뇌하수체 후엽 호르몬은 시상하부의 신경핵에서 만들어지는데, 신경의 축삭을 통해 뇌하수체로 보내져 그곳에 저장된다. 뇌하수체 후엽은 필요할 때마다 호르몬을 방출하는 역할만 할 뿐 호르몬을 만들지는 않는다.

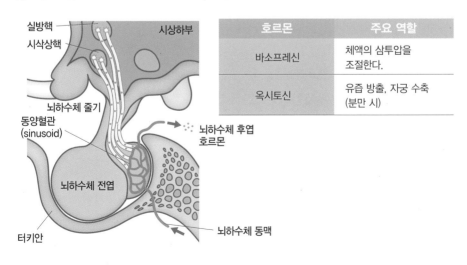

호르몬	주요 역할
바소프레신	체액의 삼투압을 조절한다.
옥시토신	유즙 방출, 자궁 수축 (분만 시)

뇌하수체 전엽 호르몬의 조정

POINT

● 시상하부–뇌하수체는 음성 피드백으로 조절한다.
● 각 내분비샘은 시상하부와 뇌하수체 전엽의 명령을 받아 작용한다.
● 지시 계통은 2단계와 3단계가 있다.

시상하부–뇌하수체–표적 내분비샘의 피드백

사령탑이 되는 시상하부와 뇌하수체 전엽, 나아가 그 명령을 받아 작용하는 각 내분비샘은 제각기 마음대로 호르몬을 분비하는 것이 아니라 서로 촉진하거나 억제하여 호르몬 분비량을 적당한 수준으로 조절한다. 시상하부, 뇌하수체와 내분비샘 사이에 음성 피드백(p.24) 구조가 있기 때문이다.

시상하부–뇌하수체 전엽의 음성 피드백에는 몇 가지 패턴이 있다. 예를 들어 시상하부에서 ○○ 방출호르몬이 분비되고, 뇌하수체에서 ○○ 자극호르몬이 분비되어 내분비샘이 자극되는 3단계 구조로 되어 있다. 내분비샘에서 분비되는 호르몬의 양이 충분하면 그것이 뇌하수체와 시상하부를 억제하여 ○○ 방출호르몬과 ○○ 자극호르몬이 감소한다.

시상하부와 뇌하수체에서 이루어지는 피드백

성장 호르몬과 프로락틴은 뇌하수체에서 분비되어 직접 장기나 기관의 작용을 조절하므로 2단계로 조절된다.

시상하부에서 분비하는 ○○ 방출호르몬에 의해 성장 호르몬이나 프로락틴의 분비가 증가하면 그것이 시상하부를 억제하여 ○○ 방출호르몬이 감소한다. 이런 피드백 구조가 어딘가에서 어긋나면 혈중 호르몬 농도가 비정상적인 수치로 바뀐다.

메모

3단계 음성 피드백
시상하부→뇌하수체→표적 내분비샘이라는 지시계통에서, 시상하부와 뇌하수체로 피드백되는 구조.

2단계 음성 피드백
시상하부→뇌하수체라는 지시계통에서, 시상하부로 피드백되는 구조.

3단계 음성 피드백

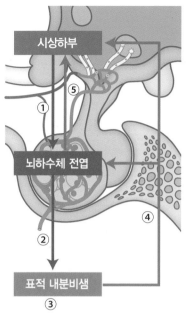

시상하부, 뇌하수체, 각 내분비샘의 3단계로 이루어지는 조절 구조. 갑상샘 호르몬, 부신피질 호르몬, 생식샘 호르몬은 다음과 같은 구조로 조절된다.

① 시상하부에서 ○○ 방출호르몬이 분비
② 뇌하수체에서 ○○ 자극호르몬이 분비
③ 표적 내분비샘에서 분비하는 호르몬이 증가
④ 호르몬의 증가가 뇌하수체와 시상하부를 억제
⑤ 시상하부에서 ○○ 방출호르몬이 감소

⟶ 촉진
⟶ 억제

2단계 음성 피드백

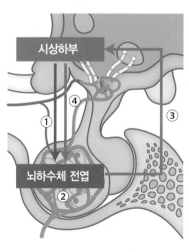

뇌하수체에서 장기의 작용을 조절하는 호르몬이 나올 때의 피드백 구조. 성장 호르몬과 프로락틴은 다음과 같은 구조로 조절된다.

① 시상하부에서 방출호르몬이 분비된다.
② 뇌하수체에서 성장 호르몬과 프로락틴이 분비된다.
③ 성장 호르몬과 프로락틴의 증가가 시상하부를 억제한다.
④ 시상하부에서 나오는 방출호르몬이 감소한다.

⟶ 촉진
⟶ 억제

POINT
- 뇌하수체 선종은 뇌하수체 전엽에 생기는 양성 종양이다.
- 호르몬을 분비하는 종양을 기능성 선종이라고 한다.
- 호르몬을 분비하지 않는 종양을 비기능성 선종이라고 한다.

뇌종양의 약 20%를 차지하는 양성 종양

뇌하수체 선종은 뇌하수체 전엽에 생기는 종양으로 뇌종양의 20% 정도를 차지하는 질병이다. 종양 자체는 양성이기 때문에 암처럼 전신으로 전이되지 않는다. 뇌하수체 선종에는 종양이 호르몬을 만들어 분비하는 기능성 종양과 호르몬을 만들지 않는 비기능성 종양이 있다.

기능성 종양은 뇌하수체 호르몬 중 하나를 생성한다. 그 호르몬에는 **프로락틴 호르몬**을 생성하는 것이 가장 많고(약 30%), 그 다음으로 많은 것은 **성장 호르몬**(약 20%)과 **부신피질 호르몬**(약 10%)이다. 종양이 호르몬을 과다 분비하면 다양한 증상이 나타난다.

치료의 기본은 내시경 수술을 통한 절제

비기능성 종양은 호르몬을 만들지 않기 때문에 호르몬 과잉으로 생기는 증상은 나타나지 않는다. 한편 종양이 커지면서 주위 조직을 압박해 시력 저하와 시야 장애(시신경 압박), 두통이나 눈 안쪽 통증 등의 증상이 나타난다. 본래 호르몬을 분비하는 정상 조직이 압박을 받아 호르몬을 제대로 분비할 수 없게 되면 **뇌하수체 기능 저하증** 상태가 될 수도 있다. 비기능성 종양은 MRI나 CT로 진단이 가능하지만 종양이 작을 경우에는 확인하기 어려울 수도 있다. 치료의 기본은 수술이다. 비강에서 **내시경**을 사용하여 절제하는 방법으로 진행하는데, 수술 전후에 방사선으로 종양을 작게 하는 치료를 할 수도 있다. 수술이 불가능한 경우나 수술 효과가 미흡한 경우에는 **호르몬 과잉증**에 대해 그 작용을 억제하는 약물을 써서 치료하기도 한다.

시험에 나오는 어구

뇌하수체 선종
뇌하수체 전엽에서 생기는 종양. 양성이며, 호르몬을 생성하는 기능성 종양과 호르몬을 생성하지 않는 비기능성 종양이 있다.

기능성 종양
호르몬을 생성하는 종양.

비기능성 종양
호르몬을 생성하지 않는 종양.

메모

비강을 통한 내시경 수술
뇌하수체가 비강 천장에 해당하는 뼈 위에 있으므로 비강에 내시경을 넣고 천장을 뚫어 뇌하수체에 접근한다. 개두 수술에 비해 몸에 대한 부담감이 적다.

뇌하수체 선종의 종류와 특징

뇌하수체 선종은 양성 종양이다. 뇌하수체 선종에는 뇌하수체 호르몬을 생성, 분비하는 기능성 선종과 호르몬을 생성하지 않는 비기능성 선종이 있으며, 각각 나타나는 증상이 다르다.

● 기능성 선종 ●

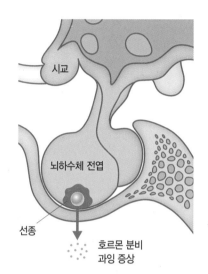

종양은 뇌하수체 호르몬을 생성한다. 호르몬 과잉 증상이 생길 수 있다.

● 프로락틴산 생성 종양:
유즙이 나오거나 월경불순, 성욕 저하 등

● 성장 호르몬 생성 종양:
성인에서는 첨단 거대증, 소아에서는 뇌하수체성 거인증 등

● 부신피질 자극호르몬 생성 종양:
달덩이얼굴과 중심성 비만 등을 나타내는 쿠싱증후군

● 갑상샘 자극호르몬 생성 종양:
이차 갑상샘 기능 항진증

시교

뇌하수체 전엽

선종

호르몬 분비
과잉 증상

● 비기능성 선종 ●

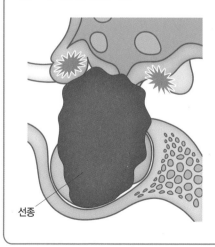

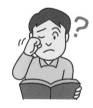
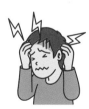

호르몬 과잉 증상은 없다.
종양의 압박으로 시력 저하와 두통 등의 증상이 나타날 수 있다.
정상 내분비샘이 압박을 받아 기능 저하증이 생길 수 있다.

선종

시상하부
뇌하수체질환 ② **성장 호르몬 분비
부전성 저신장증**

POINT

- 성장 호르몬 분비 부전으로 저신장이 되는 질병이다.
- 원인불명의 특발성이 많고 유전성과 기질성도 있다.
- 성장 호르몬을 보충해 성장을 촉진하는 치료를 한다.

원인불명의 특발성이 대부분

어떤 원인으로 뇌하수체에서 성장 호르몬 분비가 저하되어 또래보다 과도하게 키가 작은 질병을 성장 호르몬 분비 부전성 저신장증이라고 한다. 저신장증은 원인불명의 특발성이 많지만 뇌종양이나 외상으로 인한 기질성과 드물게 유전성도 있다. 성장 호르몬만 저하되는 유형이 있고 다른 뇌하수체 호르몬도 분비 저하를 보이는 유형이 있다.

해당 연령 평균 신장의 −2.0 SD 이하이거나 성장 속도가 2년 이상 평균값의 −1.5 SD 이하일 경우 성장 호르몬 분비 부전성 저신장증을 의심해볼 수 있다. 저신장증이 있어도 몸의 균형은 정상이다.

지능도 정상적으로 발달한다. 뚜렷한 저신장 증상이 없어도 성장 호르몬 분비 저하로 인한 비정상적인 저혈당이나 뇌종양 등으로 인한 뇌하수체 호르몬 분비 부전이 발견되기도 한다.

성장 곡선을 그려 성장하는 모습을 지켜본다

저신장증이 있다면 출생 후 신장 변화 그래프(성장 곡선)를 통해 평균치로부터 얼마나 벗어났는지 확인해야 한다. 특발성 저신장의 경우 대부분 유아 때부터 평균치를 벗어나게 된다. 뇌종양 같은 기질성의 경우는 원인이 생겼을 때부터 신장 성장이 둔화되는 것을 볼 수 있다.

성장 호르몬 분비나 혈당검사, 뇌종양의 유무를 확인하는 MRI 등으로 진단하기도 한다. 저신장증 치료는 기본적으로 분비가 저하된 성장 호르몬을 피하주사로 보충하여 성장을 촉진한다. 치료를 빨리 시작할수록 표준 신장으로 성장할 수 있다.

 키워드

특발성
원인이 뚜렷하지 않은 질환.

기질성
그 장기에 종양이나 손상 등 물리적으로 알 수 있는 장애가 나타나는 증상.

SD(standard deviation)
표준 편차. 자료의 관찰값이 얼마나 흩어져 있는지 그 정도를 하나의 수치로 나타낸 것. 정규 분포의 경우, −2.0SD 이하를 나타내는 것은 전체의 2% 정도이다.

메모

성장 호르몬 분비 부전증 저신장증의 성장 기준
신장이 평균값인 −2.0 SD 이하, 또는 성장 속도가 2년 이상 평균 −1.5 SD 이하인 경우.

성장 호르몬 피하주사
성장 호르몬은 펩타이드(아미노산이 연결된 것)로, 내복하면 분해되기 때문에 거의 매일 피하주사로 투여한다.

저신장증
작은 신장이 되는 병을 통틀어 이른다. 성장 호르몬 분비 부전성 저신장증 외에 염색체 이상으로 인한 저신장증과 SGA성 저신장, 라론 증후군 등이 있다.

성장 호르몬 분비 부전성 저신장증

성장 호르몬 분비 부전이 원인이 되어 또래보다 과도하게 키가 작은 질병. 원인이 뚜렷하지 않은 특발성, 뇌종양이나 외상 등이 원인인 기질성, 유전성으로 나뉜다.

● 성장 곡선으로 확인한다 ●

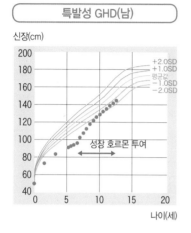

특발성 GHD(남)

신장(cm)

나이(세)

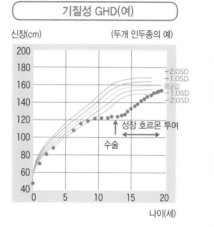

기질성 GHD(여)

신장(cm)

(두개 인두종의 예)

나이(세)

성장 곡선을 그려보면 저신장의 경과를 알 수 있다. 특발성 저신장의 경우는 생후부터 키 성장이 지연된다. 기질성 저신장의 경우는 원인이 되는 질병이 발병되면서 키가 잘 자라지 않게 된다. 성장 호르몬을 투여하면 키 성장이 촉진된다.

출처 : 아이의 성장장애 그 조기 발견을 위하여
화이자주식회사 https://ghw.phizer.co.jp/comedical/

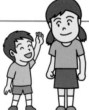

평균 신장 −2.0 SD 이하.
저신장증의 경우는 키가 작아도 몸의 균형이나
지능은 정상이다.

성장 호르몬은 손상된 몸을 복구한다

뇌하수체에서 분비되는 성장 호르몬은 뼈나 근육을 만들고 지질의 대사를 촉진하는 작용을 한다. 이런 작용은 성장 과정에 있는 어린이뿐만 아니라 성장이 멈춘 후나 어른이 되어서도 필요하다. 예를 들어 격렬한 운동을 하여 근육이 손상되었을 때도 성장 호르몬이 손상된 부분의 복구를 촉진한다. 성장 호르몬은 수면 중, 특히 잠이 든 직후 깊은 수면 시에 많이 분비된다. 따라서 운동으로 인한 피로회복이나 근육의 발달에는 질 좋은 수면이 필수적이다.

시 상 하 부
뇌하수체질환 ③ **요붕증**

POINT
● 뇌하수체 후엽에서 분비되는 바소프레신의 작용 저하로 소변량이 증가한다.
● 바소프레신 분비가 저하되는 것을 중추성 요붕증이라고 한다.
● 신장성 요붕증은 바소프레신이 결핍되어 나타난다.

소변량이 늘고 비정상적으로 목이 마르다

요붕증은 뇌하수체 후엽에서 분비되는 **바소프레신**의 작용이 저하되어 일어나는 질병이다. 바소프레신은 항이뇨 호르몬이라고도 부르는데, 신장에서 소변을 만들 때 물의 재흡수를 촉신하여 소변량을 줄이게 된다. 이 기능이 저하되면 수분이 소변으로 과도하게 버려진다. 요붕증에는 뇌하수체에서 바소프레신 분비가 저하되어 일어나는 **중추성 요붕증**과 신장에서 바소프레신 효능이 떨어지는 **신장성 요붕증**이 있다.

요붕증의 주요 증상은 소변량의 증가이다. 소변량이 늘어나면 체액량이 줄어들고 체액의 **삼투압**이 높아진다. 그대로 방치하면 탈수 상태가 된다. 하지만 대부분은 비정상적으로 목이 마르고(구갈), 자발적으로 수분을 많이 마시기(다음) 때문에 문제가 되지 않는다. 다만 수분 섭취량이 부족한 고령자의 경우는 탈수 증상을 일으킬 수 있다.

다른 질환과 구별할 필요가 있다

정신질환이 있거나 스트레스가 쌓여 비정상적으로 물을 마시는 **심인성 다음증**이나 당뇨병, 신부전 등의 경우도 소변량이 증가하므로 이들 질환과 구별해야 한다. 요붕증은 수분 섭취를 제한하고 바소프레신을 투여하여 혈중 바소프레신 농도 및 소변량 등의 변화를 보고 진단하며, 중추성 요붕증의 경우 **바소프레신 작용 약물**로, 신장 요붕증의 경우 **이뇨제**로 치료한다. 소변량을 줄여야 하는데, 이뇨제를 투여하는 이유는 **소변 생성** 과정을 잘 이용해 결과적으로 소변량을 줄이기 위해서다.

시험에 나오는 어구

요붕증
바소프레신 문제로 소변량이 비정상적으로 증가하는 질병. 바소프레신의 분비가 저하되는 중추성과 신장에서 바소프레신의 효능이 떨어지는 신장성이 있다.

바소프레신
뇌하수체 후엽 호르몬으로 신장에서 물의 재흡수를 촉진하여 소변량을 줄이는 작용을 한다. 항이뇨 호르몬이라고도 한다.

중추성 요붕증과 신장성 요붕증

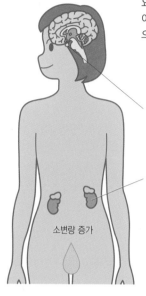

요붕증은 뇌하수체 후엽 호르몬인 바소프레신에 문제가 생겨 소변량이 비정상적으로 증가하는 질병으로 중추성 요붕증과 신장성 요붕증으로 나뉜다.

중추성 요붕증
뇌하수체의 바소프레신 분비 저하

신장성 요붕증
신장의 바소프레신 반응성 저하

소변량 증가

요붕증과 심인성 다음증의 차이

요붕증이나 심인성 다음증이 있으면 다뇨, 구갈, 다음 증상이 나타난다. 하지만 요붕증은 소변량이 많아지기 때문에 물을 많이 마시는 반면 심인성 다음증의 경우는 물을 많이 마시기 때문에 소변량이 늘어나는 것이다. 또 다뇨, 구갈, 다음증은 당뇨병에서도 나타나는 증상이다.

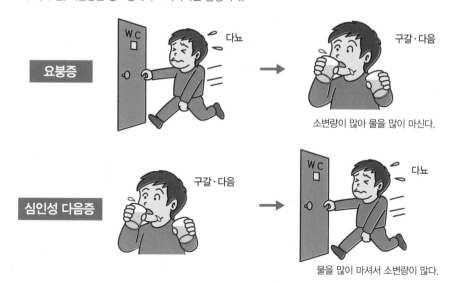

169

갑상샘과 호르몬

- 갑상샘은 나비 모양으로 목 앞쪽에 위치한다.
- 갑상샘 호르몬에는 분자구조가 다른 T3, T4, rT3가 있다.
- 갑상샘 호르몬은 온몸의 대사를 높인다.

목에 달라붙어 있는 나비 모양의 갑상샘

갑상샘은 목 앞쪽에 달라붙어 있다. 갑상연골(남성의 목젖) 아래에 위치하는데, 남성은 여성보다 약간 아래쪽에 붙어 있다. 우엽과 좌엽이 중앙의 협부를 통해 하나로 연결되어 나비가 날개를 펼친 형상을 하고 있다. 사람에 따라서 협부에서 위쪽으로 뻗은 추체엽이 있는 경우도 절반 이상이나 된다.

갑상샘에서 분비되는 **갑상샘 호르몬**은 **갑상샘 자극호르몬 방출호르몬**이 갑상샘 자극호르몬의 분비를 촉진하고, 이 갑상샘 자극호르몬이 갑상샘을 자극하면 분비가 촉진된다. 갑상샘 호르몬은 몸의 신진대사를 촉진하고 에너지를 지속적으로 소모시키는 작용을 한다.

생리 활성을 하는 것은 삼요오드티로닌

갑상샘 호르몬에는 분자구조가 다른 3종류의 호르몬이 있다. 가장 많이 분비되는 호르몬은 **타이록신(T4)**으로 전체의 93%를 차지한다. 나머지 5%는 **삼요오드타이로닌(T3)**, 2%는 **역트리요도타이로닌(rT3)**이다.

전신의 세포 내에서 기능을 발휘하는 것은 삼요오드타이로닌이며, 타이록신 그대로는 작용하지 못한다. 타이록신은 갑상샘에서 나와 혈류를 타고 세포에 도달하면 세포 안에서 대사되어 삼요오드타이로닌이 되는데, 그때 비로소 작용한다. 역트리요도타이로닌은 거의 작용하지 못한다.

갑상샘 호르몬에는 **요오드**가 포함되어 있다. 요오드는 해조류에 많이 함유되어 있는데, 다시마와 김, 미역 등을 자주 먹는다면 요오드 부족으로 갑상선 기능 저하증이 생기는 일은 거의 없다.

 시험에 나오는 어구

갑상샘
목 앞쪽에 위치하는 내분비기관. 갑상샘 호르몬을 분비한다.

갑상샘 호르몬
갑상샘 호르몬에는 분자구조가 다른 세 종류가 있다. 티록신(T4), 삼요오드티로닌(T3), 리버스트리요도티로닌(rT3)인데 이 중 생리 활성을 가진 것은 삼요오드티로닌이다.

 키워드

요오드
요소를 말하는 것으로 갑상샘 호르몬의 재료이다. 다시마나 김 등 요오드를 함유한 해조류를 자주 먹기면 요오드가 부족한 경우는 거의 없다.

 메모

요오드 섭취가 적은 나라에서는
해조류를 잘 먹지 않는 나라나 지방이 있는데, 이런 곳에 사는 사람에게는 요오드가 결핍되기 쉬워 갑상샘 기능 저하증이 많다. 그래서 소금에 요오드를 첨가하는 나라도 있다.

갑상샘과 호르몬

갑상샘은 목 갑상연골이나 윤상연골 아래쪽에 위치하며, 나비가 날개를 펼친 듯한 모습을 하고 있다. 갑상샘 호르몬은 시상하부에서 분비되는 갑상샘 자극호르몬 방출호르몬과 뇌하수체에서 분비되는 갑상샘 자극호르몬의 자극을 받는다.

● 갑상샘의 위치와 모양 ●

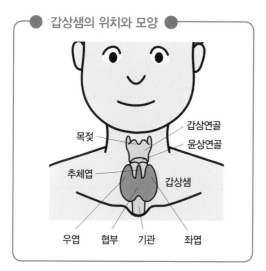

목젖 / 갑상연골 / 윤상연골 / 추체엽 / 갑상샘 / 우엽 / 협부 / 기관 / 좌엽

● 갑상샘 호르몬 분비 ●

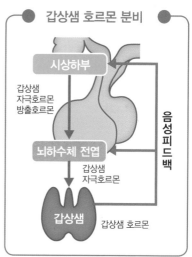

시상하부
갑상샘
자극호르몬
방출호르몬
뇌하수체 전엽
갑상샘
자극호르몬
음성피드백
갑상샘
갑상샘 호르몬

갑상샘 호르몬의 작용

갑상샘 호르몬은 온몸의 대사를 높인다. 심박수나 체온, 혈당이 상승해 뇌의 반응성이 높아진다. 성장과 발달에도 필수적인 호르몬이다.

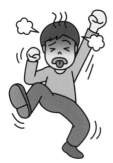

- 기초대사를 높인다.
- 심박수를 늘리고 혈압을 높인다.
- 당의 흡수를 촉진하여 혈당을 높인다.
- 골격근에서 하는 단백질의 이화 작용을 한다.
- 중추신경계를 자극한다.
- 성장·발달에 필수적이다.

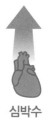

심박수

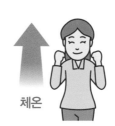

체온

갑상샘 호르몬은
온몸의 대사를 높인다.

갑상샘 기능 항진증

- 갑상샘 기능 항진증은 혈액 속에 갑상샘 호르몬이 과도하게 생성되는 병이다.
- 바세도병은 갑상샘 기능 항진증의 대표적인 질환이다.
- 항상 운동을 하는 듯한 상태가 되므로 쉽게 피로감을 느낀다.

바세도병은 갑상샘 기능 항진증의 대표적인 질환

갑상샘 질환 중 혈중 갑상샘 호르몬이 현저하게 상승하여 중독증을 일으키는 것을 **갑상샘 중독증**이라고 한다. 그중 갑상샘 호르몬이 지나치게 많이 생성되는 것을 **갑상샘 기능 항진증**이라 하고, 염증이나 모종의 암 치료제 등에 의해서 갑상샘의 조직이 손상됨으로써 갑상샘 호르몬이 누출되어 혈중 농도가 높아지는 것을 **파괴성 갑상샘(중독)증**이라고 한다. 파괴성 갑상샘(중독)증의 경우 파괴된 조직에서 호르몬 누출이 멈추면 반대로 호르몬이 저하될 수 있다. 대표적인 갑상샘 기능 항진증은 **바세도병**이다. 공격할 필요가 없는 자기 자신의 조직에 대해 **항체**가 생기고 갑상샘이 자극되어 호르몬이 과도하게 분비된다.

항상 운동을 하는 듯한 상태가 된다

바세도병은 남자보다도 20대~40대 여성에게 많이 발생한다. 갑상샘 자극호르몬 **수용체**(p.22)에 **자가항체**(자신에 대한 항체)가 결합되면, 이를 뇌하수체의 자극으로 착각하여 갑상샘이 호르몬을 과도하게 생성해 버리는 **자가면역질환**이 바세도병이다.

바세도병이 있으면 갑상샘이 부어오름과 동시에 전신 대사가 비정상적으로 항진하며, 두근거림이나 호흡곤란, 빈맥, 혈압 상승, 다한 등의 증상이 나타난다. 항상 운동을 하고 있는 것처럼 피로감을 느끼며 안구가 돌출되고 손가락이 떨리는 등의 증상도 나타난다. 보통 약물요법으로 경과를 보지만, 상황에 따라서는 **방사성 동위원소**로 갑상샘 조직을 손상시키거나 적출 수술을 하기도 한다.

시험에 나오는 어구

갑상샘 중독증
혈중 갑상샘 호르몬 농도가 비정상적으로 높아져 두근거림·숨참·빈맥 등이 나타난다. 호르몬 생성이 늘어나는 갑상샘 기능 항진증이나 갑상샘 조직이 손상되어 호르몬이 누출되는 파괴성 갑상샘 중독증이 원인이 되어 발생한다.

갑상샘 기능 항진증
갑상샘 호르몬의 생성이 비정상적으로 항진하는 병을 통틀어 이른다. 대표적인 질환이 바세도병이다.

키워드

자가항체
바이러스 같은 외적을 공격하기 위해서 면역세포가 만드는 항체가 본래 공격 대상이 아닌 자기 자신의 조직에 대해서 만들기도 한다. 그 항체를 자가항체라고 하고, 자가항체가 자신의 몸을 공격하여 생기는 질환을 '자가면역질환'이라고 한다.

갑상샘 기능 항진증과 파괴성 갑상샘(중독)증

갑상샘 호르몬이 지나치게 생성되어 중독 증상을 보이는 것을 갑상샘 중독증이라고 한다. 갑상샘 중독증의 원인에는 호르몬 생성이 항진하는 갑상샘 기능 항진증과 갑상샘 조직이 손상되어 내부의 호르몬이 누출되는 파괴성 갑상샘(중독)증이 있다.

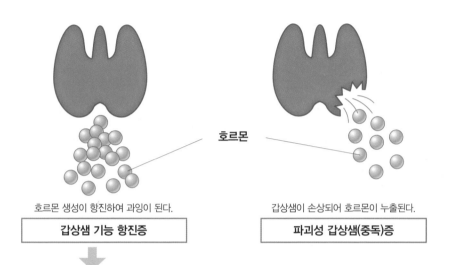

호르몬

호르몬 생성이 항진하여 과잉이 된다.

갑상샘이 손상되어 호르몬이 누출된다.

갑상샘 기능 항진증

파괴성 갑상샘(중독)증

갑상샘 기능 항진증의 대표적 질환, 바세도병

바세도병은 자가항체로 생기는 자가면역질환이다. 대사가 현저하게 항진해 가만히 있어도 격렬한 운동을 하는 듯한 상태가 된다.

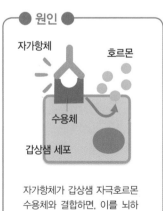

● 원인 ●

자가항체

호르몬

수용체

갑상샘 세포

자가항체가 갑상샘 자극호르몬 수용체와 결합하면, 이를 뇌하수체의 지시로 착각해 갑상샘이 호르몬을 계속 생성한다.

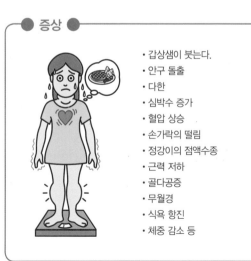

● 증상 ●

· 갑상샘이 붓는다.
· 안구 돌출
· 다한
· 심박수 증가
· 혈압 상승
· 손가락의 떨림
· 정강이의 점액수종
· 근력 저하
· 골다공증
· 무월경
· 식욕 항진
· 체중 감소 등

갑 상 샘
질 환 ② **갑상샘 기능 저하증**

> **POINT**
> ● 갑상샘 기능 저하증은 갑상샘 호르몬이 부족한 질환이다.
> ● 만성 갑상샘염(하시모토병)이 가장 많다.
> ● 대사가 저하되어 저체온이나 서맥, 사고력 저하 등의 증상이 나타난다.

원발성, 2차성, 3차성으로 나눌 수 있다

갑상샘 기능 저하증이란 체내에 갑상샘 호르몬이 부족한 상태를 말한다. 갑상샘 기능 저하증은 갑상샘 자체에 문제가 있는 원발성(갑상샘성)과 뇌하수체에서 분비되는 갑상샘 자극호르몬에 문제가 있어 생기는 2차성(뇌하수체성), 시상하부에서 분비되는 갑상샘 자극호르몬 방출호르몬에 문제가 있어 생기는 3차성(시상하부성)으로 나눌 수 있다. 이 가운데 성인의 갑상샘 기능 저하증에서 가장 많은 것은 원발성으로 분류되는 만성 갑상샘염으로 일명 하시모토병이라고도 한다.

대사가 떨어져 기운이 없어진다

만성 갑상샘염은 40대~50대 여성에게 흔한 질환으로 자신의 항원에 대하여 항체를 만드는 자가면역질환이다. 말하자면 자가항체가 자신의 갑상샘 호르몬을 공격하여 만성 염증을 일으키는 질환이다. 이로 인해 갑상샘 조직이 파괴되어 갑상샘 호르몬의 분비량이 줄어 기운이 없어진다. 체온이 내려가 추위를 많이 타게 되고 땀이 줄어 피부가 건조해진다. 근력 저하, 피로감, 서맥(느린 맥박), 변비, 탈모, 점액수종 등의 증상이 나타나며 사고력과 인지기능이 저하되고 말투가 느려질 수도 있다.

갑상샘 호르몬의 생성 능력이 저하되어도 시상하부–뇌하수체의 명령이 강해져 분비량이 유지되는 무증상 갑상샘 기능 저하증도 있다. 성인 여성의 10% 정도는 자각하지 못한 채 갑상샘 기능 저하증에 걸린다는 보고도 있다. 갑상샘 기능 저하증의 치료는 갑상샘 기능에 맞추어 갑상샘 호르몬 제제(T4 제제. p.170)를 복용한다.

시험에 나오는 어구

갑상샘 기능 저하증
체내에 갑상샘 호르몬이 부족하여 전신의 대사가 저하되는 상태를 말한다. 원인에 따라 원발성, 2차성, 3차성으로 나뉜다. 가장 많은 것은 원발성인 만성 갑상샘염이다.

만성 갑상샘염
갑상샘을 공격하고 파괴하는 자가항체가 생겨 갑상샘 호르몬이 부족한 상태이다. 하시모토병이라고도 한다.

하시모토병
만성 갑상샘염을 말한다. 이 병을 연구, 보고한 일본인 의사 하시모토의 이름을 따서 붙인 것이다.

메모

바세도병과 하시모토병
바세도병과 하시모토병은 모두 자가면역질환이지만 갑상샘 호르몬 분비는 정반대다. 자가항체의 종류가 다르기 때문이다.

갑상샘 기능 저하증의 종류

갑상샘 기능 저하증은 어떤 문제로 갑상샘 호르몬이 저하되는지에 따라 세 가지로 나뉜다. 갑상샘 자체에 문제가 있는 것을 원발성(갑상샘성), 뇌하수체에 문제가 있는 것을 2차성(뇌하수체성), 시상하부에 문제가 있는 것을 3차성(시상하부성)이라고 한다. 모두 다 갑상샘으로부터 받는 음성 피드백(p.24)은 약해진다.

원발성(갑상샘성)	2차성(뇌하수체성)	3차성(시상하부성)

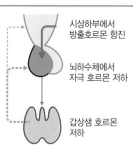

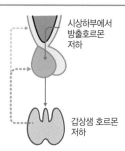

시상하부

뇌하수체

갑상샘

시상하부와 뇌하수체에서 받는 자극 호르몬 항진

갑상샘 호르몬 저하

시상하부에서 방출호르몬 항진

뇌하수체에서 자극 호르몬 저하

갑상샘 호르몬 저하

시상하부에서 방출호르몬 저하

갑상샘 호르몬 저하

갑상샘의 문제로 갑상샘 호르몬이 저하. 음성 피드백이 약해진다.

뇌하수체 문제로 갑상샘에 대한 자극이 약해진다. 시상하부 호르몬의 자극은 항진.

시상하부 문제로 뇌하수체와 갑상샘에 대한 자극이 약해진다.

만성 갑상샘염(하시모토병)의 주요 증상

만성 갑상샘염은 자가면역질환으로 갑상샘 호르몬이 만들어지지 않아 생긴다. 대사가 저하되어 기운이 없는 상태가 된다.

증상

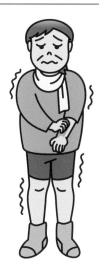

- 갑상샘이 붓는다.
- 체온 저하로 추위를 탄다.
- 발한 감소, 피부 건조
- 서맥
- 심장 비대
- 근력 저하

- 피로감
- 점액수종, 눈꺼풀 부종
- 변비
- 사고력이나 인지기능 저하
- 느린 말투
- 표정이 부족하다.
- 탈모 등

부갑상샘 호르몬과 질환

POINT
- 부갑상샘은 갑상샘 뒤쪽에 붙어 있다.
- 부갑상샘 호르몬은 혈중 칼슘 농도를 높인다.
- 부갑상샘 기능 항진증과 저하증이 있다.

부갑상샘은 갑상샘의 보조장치가 아니다

부갑상샘은 갑상샘 뒤쪽에 붙어 있는 작은 내분비기관으로 상피소체라고도 한다. 이름은 갑상샘의 보조장치 같은 느낌이 들지만 갑상샘과는 별개의 내분비기관이다.

부갑상샘에서 분비되는 **부갑상샘 호르몬**은 **파라토르몬**(Parathormon, 혹은 '상피소체 호르몬')으로도 알려져 있다. 부갑상샘 호르몬은 **혈중 칼슘 농도를 높이는 일**이다. 뼈를 부수는 역할을 하는 **파골세포**를 활성화하여 골흡수를 촉진하고 소변을 만드는 과정에서 칼슘의 재흡수를 촉진함으로써 혈중 칼슘 농도를 높인다. 또한 칼슘 흡수를 촉진하는 **비타민 D**를 활성화하는 작용도 한다.

호르몬이 과다해지는 항진증과 부족한 저하증

부갑상샘 호르몬이 지나치게 많이 나오는 **부갑상샘기능항진증**은 선종으로 인한 경우가 대부분이지만 과형성이나 암 등이 원인일 수 있다. 부갑상샘기능항진증이 있으면 **고칼슘혈증**이 생기고, 그로 인해 메스꺼움이나 식욕부진, 구갈·다음·다뇨, 요관결석이 나타날 수 있다. 그 외에도 골흡수 촉진으로 인해 뼈 통증이나 병적 골절을 보일 수 있다.

부갑상샘 호르몬이 부족한 부갑상샘기능저하증은 자가면역질환이지만 갑상샘 수술로 인해(**특발성**, 속발성) 발생하거나, 호르몬에 대한 뼈나 신장의 효능이 떨어져 발생(위성)한다. **저칼슘혈증**으로 인해 감각의 이상이나 뇌전증, 신경이 비정상적으로 흥분함으로써 손발 저림이나 경련이 일어나는 **테타니 증상**, 불안이나 우울 등의 증상이 나타난다.

부갑상샘과 호르몬

부갑상샘은 갑상샘 뒤에 달라붙듯이 위치한 작은 내분비샘으로 상피소체라고도 한다. 하지만 갑상샘 보조장치는 아니다. 부갑상샘 호르몬은 파라토르몬이라고 부르기도 한다.

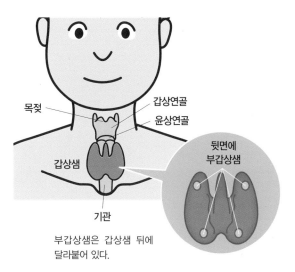

목젖
갑상연골
윤상연골
갑상샘
뒷면에
부갑상샘
기관

부갑상샘은 갑상샘 뒤에
달라붙어 있다.

부갑상샘 호르몬의 작용

- 뼈의 파골세포를 활성화하여 골흡수를 촉진
- 신장에서 칼슘 재흡수를 촉진
- 신장에서 활성형 비타민 D의 생성을 촉진

↓

혈중 칼슘 농도를 높인다.

부갑상샘 질환

부갑상샘 질환은 부갑상샘 호르몬이 과잉 분비되어 발생하는 부갑상샘기능항진증과 호르몬이 부족해 발생하는 부갑상샘 기능 저하증이 있다.

부갑상샘기능항진증

선종 외에 과형성이나 암 등이 원인

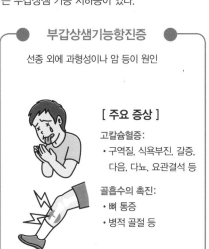

[주요 증상]

고칼슘혈증:
- 구역질, 식욕부진, 갈증, 다음, 다뇨, 요관결석 등

골흡수의 촉진:
- 뼈 통증
- 병적 골절 등

부갑상샘기능저하증

자가면역질환, 갑상샘 절제, 호르몬 작용 저하 등이 원인

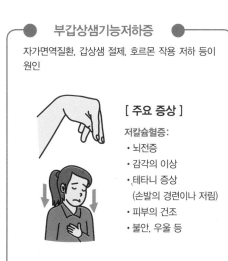

[주요 증상]

저칼슘혈증:
- 뇌전증
- 감각의 이상
- 테타니 증상
  (손발의 경련이나 저림)
- 피부의 건조
- 불안, 우울 등

부신피질과 부신수질

POINT
- 부신은 신장 위에 붙어 있지만 신장의 보조장치가 아니다.
- 피질은 3층으로 나뉘어 있으며, 각기 다른 스테로이드 호르몬을 분비한다.
- 수질 카테콜아민은 교감신경의 자극으로 분비된다.

피질은 3층으로 나뉘고 각기 다른 호르몬 분비

부신은 좌우 신장 위에 있는 내분비샘으로 피질(표면)과 수질(속 부분)로 되어 있다. 피질과 수질은 전혀 다른 조직으로 각기 다른 호르몬을 분비한다.

부신피질에서 분비되는 호르몬은 모두 콜레스테롤을 바탕으로 합성되는 **스테로이드 호르몬**이다. 피질은 3층으로 나뉘는데, 표층에 가까운 **구상층**에서는 혈압을 올리는 **알도스테론**이 분비되고, 안쪽 속상층에서는 생명 유지에 중요한 역할을 하는 **코티솔**이 분비되며, 심층부의 **망상층**에서는 남성호르몬 **안드로젠**이 분비된다.

이 중 코티솔이 특히 중요하다. 코티솔은 3대 영양소의 대사 조절, 체내의 물과 전해질 조절, 혈압 조절, 중추신경계 흥분, 골 대사 조절 등의 역할을 한다. 스트레스를 받았을 때 분비가 상승해 혈액순환과 에너지 대사를 조절하여 스트레스에 대응한다. 또한 면역 작용을 억제하여 염증을 가라앉힌다. 온갖 질병을 치료하는 데 사용하는 **스테로이드제**는 코티솔의 작용을 위한 **합성 스테로이드**이다.

카테콜아민이 교감신경의 작용을 강화

부신수질에서는 **아드레날린**이나 **노르아드레날린**과 같은 **카테콜아민계 신경 전달 물질**이 분비된다. 이러한 분비에는 시상하부나 뇌하수체가 아니라 자율신경인 **교감신경**의 자극을 받는다. 카테콜아민은 교감신경이 지배하는 장기에 작용하여 혈압을 상승시키고, 간에서 글리코겐 분해를 촉진하여 혈당을 상승시키는 등의 역할을 한다.

시험에 나오는 어구

부신
신장 위에 있는 내분비샘. 신장과는 직접적인 관계가 없다. 피질과 수질로 나누어지며 각기 다른 물질로 된 호르몬을 분비한다.

부신피질
부신 표면 부분에서 스테로이드 호르몬을 분비한다. 알도스테론을 분비하는 구상층, 코티솔을 분비하는 속상층, 안드로젠을 분비하는 망상층으로 나뉜다.

부신수질
부신의 중심 부분으로 아드레날린이나 노르아드레날린과 같은 카테콜아민계 신경 전달 물질을 분비한다. 분비에는 교감신경의 자극을 받는다.

키워드

스테로이드 호르몬
콜레스테롤로부터 합성되는 호르몬.

카테콜아민
티로신이라는 아미노산으로부터 만들어지는 호르몬.

부신은 피질과 수질로 나뉜다

부신은 좌우 신장 위에 있지만 신장의 보조장치는 아니다. 피질과 수질로 나뉘어 각기 다른 물질의 호르몬을 분비한다.

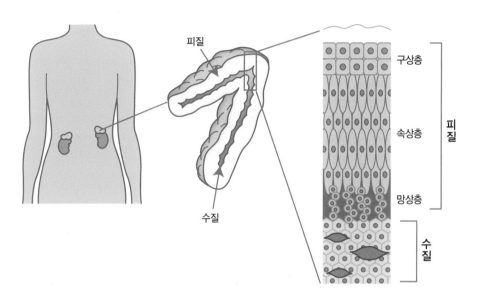

부신피질 호르몬과 부신수질 호르몬

피질에서는 3가지 스테로이드 호르몬이 분비되고, 수질에서는 카테콜아민이 분비된다.

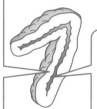

● **부신피질 호르몬** ●

부신피질 호르몬은 스테로이드 호르몬이다.

● 구상층: 알도스테론
신장에서 물과 나트륨 재흡수를 촉진하고 혈압을 높인다.

● 속상층: 코티솔
3대 영양소 대사, 물과 전해질 조절, 혈압 조절, 항스트레스, 면역 억제 등

● 망상층: 안드로젠
남성 호르몬의 작용

● **부신수질 호르몬** ●

부신수질 호르몬은 카테콜아민이다.

● 노르아드레날린과 아드레날린
교감신경의 작용으로 혈압과 맥박이 상승하고, 혈당 상승, 발한 등이 발생한다.

부신피질의
질   환 ① **쿠싱증후군**

POINT

- 쿠싱증후군은 코티솔이 과다해지면서 생긴다.
- 선종이나 암 외에 스테로이드의 장기 투여로도 일어난다.
- 달덩이얼굴과 중심성 비만 등 특징적인 증상이 나타난다.

부신피질이나 뇌하수체 종양이 원인

쿠싱증후군은 부신피질에서 코티솔이 지나치게 많이 분비되어 생기는 질환으로 40대~50대 여성에게 많이 발생한다. 부신피질의 선종이나 암, 과형성 외에도 뇌하수체에 **부신피질 자극호르몬**을 생성하는 종양으로 인해 쿠싱증후군이 생길 수가 있다. 만성질환을 치료하기 위해 부신피질 호르몬의 염증을 가라앉히거나 면역 기능을 억제하는 약을 장기간 투여한 경우도 쿠싱증후군과 유사한 증상이 나타날 수 있다.

달덩이얼굴과 여드름 등이 특징적인 증상

코티솔이 지나치게 많이 분비되면 얼굴 모양이 달덩이처럼 둥글어지는 **달덩이얼굴** 증상이 나타난다. 살이 몸통에 집중적으로 찌는 **중심성 비만**과 목 뒤에 들소의 목덜미처럼 지방 덩어리가 차오르는 **물소혹**(Buffalo's hump)이 나타난다. 피부가 얇아지고 급격한 지방 침착으로 피부가 늘어져 진피가 파열되면 적자색 선(보라색 피부선조)이 보이게 된다. 고혈압, 고혈당, 하퇴 등의 부종, 근육 위축, 골다공증, 요관결석 같은 증상도 나타난다. 또한 면역을 담당하는 세포가 줄어들어 감염되기 쉽다. 부신피질의 **안드로젠**도 지나치게 많이 분비되면 심한 **여드름**이나 다모, 여성에서는 월경 이상이 발생하기도 한다.

이런 증상이 있다면 검사를 통해 무엇이 원인인지, 종양이라면 어디에 있는 어떤 종양인지를 찾아내야 한다. 종양의 경우 치료의 기본은 수술이다. 수술을 할 수 없을 때는 코티솔 합성을 저해하는 약물로 치료하기도 한다.

시험에 나오는 어구

쿠싱증후군
코티솔이 지나치게 많이 분비되면서 생기는 질환을 통틀어 이른다. 부신의 선종이나 암, 뇌하수체의 호르몬 생성 종양 등을 원인으로 꼽을 수 있다. 스테로이드 성분 약물을 장기 투여해도 쿠싱증후군이 나타날 수 있다.

달덩이얼굴
코티솔이 지나치게 많이 분비되어 생기는 특징적인 증상. 얼굴이 둥그스름해진다.

키워드

증후군(syndrome)
몇 가지 증후가 늘 함께 나타나지만, 그 원인이 명확하지 않거나 단일하지 않은 병적인 증상들을 통틀어 이른다.

쿠싱증후군의 원인

코티솔이 지나치게 많이 분비되어 일어나는 쿠싱증후군의 원인은 몇 가지를 꼽을 수 있다. 부신피질 선종 등으로 코르솔이 과다 분비되는 경우와 부신피질 자극호르몬이 지나치게 많이 분비되는 경우, 스테로이드 성분 약물을 장기 투여한 경우 등이다.

부신 자체의 문제로 코티솔이 과다 분비되는 경우	부신피질 자극호르몬이 과다 분비되는 경우	부신피질 스테로이드 성분 약물을 장기 투여한 경우

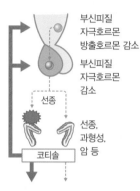

부신피질
자극호르몬
방출호르몬 감소

부신피질
자극호르몬
감소

선종

선종,
과형성,
암 등

코티솔

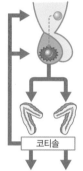

뇌하수체의 선종,
다른 부위에
생긴 부신피질
자극호르몬
생성 종양 등

코티솔

만성 염증성
질환이나 장기
이식 등

쿠싱증후군 증상

코티솔 과잉으로 인한 대사 이상으로 달덩이얼굴과 중심성 비만 등의 특징적인 증상이 나타난다.

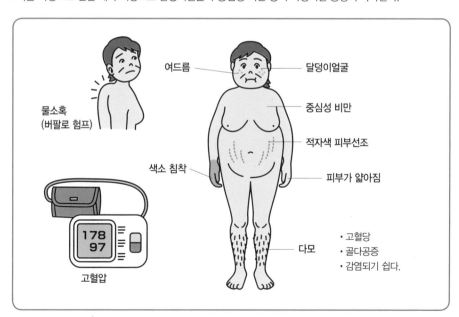

여드름

달덩이얼굴

중심성 비만

적자색 피부선조

피부가 얇아짐

물소혹
(버팔로 험프)

색소 침착

· 고혈당
· 골다공증
· 감염되기 쉽다.

다모

178
97

고혈압

부신피질의 질환 ② **원발성 알도스테론증**

POINT
- 부신피질의 알도스테론 생성 선종이 75%를 차지한다.
- 고혈압 환자의 5~10%가 원발성 알도스테론증이다.
- 고혈압인 사람은 스크리닝 검사를 해볼 필요가 있다.

알도스테론을 생성하는 선종이 가장 큰 원인

부신피질의 알도스테론이 지나치게 많이 분비되는 병이 알도스테론증이고, 그중 부신피질 자체에 원인이 있는 것을 **원발성 알도스테론증**이라고 한다. 75%는 알도스테론을 생성하는 **선종**이 원인이지만, 원인을 알 수 없는 알도스테론증도 10% 이상 되는 것으로 알려져 있다.

알도스테론은 신장에서 나트륨과 물의 재흡수를 촉진해 혈압을 올리고 칼륨과 산(H+)이 소변으로 배출되도록 돕는다. 알도스테론이 지나치게 많이 분비되면 이러한 작용이 항진하여 다양한 증상이 나타난다.

고혈압의 일부는 알도스테론증일 가능성이 있다

알도스테론증의 주요 증상은 **고혈압**이다. 고혈압의 대부분은 원인을 알 수 없지만, 5~10%는 이 원발성 알도스테론증이다. **칼륨**의 배설로 인해 **저칼륨혈증**이 되면 탈진, 근력저하, 심전도 이상 등의 증상이 나타난다. 또 산이 많이 배출되면 체액이 알칼리성으로 되는 **대사 알칼리증**이 되고 그것이 혈중의 단백질이나 칼슘에 변화를 미쳐 **저칼슘혈증**을 일으킨다. 그 결과 손발 등의 저림이나 경련 등이 생기는 **테타니**(p.176) 증상이 나타난다.

고혈압이 있는 경우 알도스테론증 여부를 확인하기 위해 **스크리닝 검사**를 하게 되는데, 몇 가지 검사에서 알도스테론증으로 진단되면 선종 등의 병변이 부신의 한쪽인지 양쪽 모두인지, 수술을 희망하는지 등을 감안하여 수술이나 약물요법으로 치료한다.

 시험에 나오는 어구

알도스테론증
어떤 원인으로 부신피질 호르몬인 알도스테론이 과다 분비되어 나타나는 병. 원발성과 위성(p.176)이 있다.

 키워드

원발성
원인은 알 수 없지만, 그 장기 자체에 어떤 문제가 있는 것을 말한다. 다른 장기나 기능 문제로 일어난 것은 아니다.

스크리닝 검사
어떤 질병을 의심할 경우에 비교적 간단한 방법으로 그 가능성을 찾기 위한 검사. 알도스테론증의 경우 혈장 알도스테론 농도와 혈장 레닌 활성을 측정하는 검사를 한다.

 메모

알도스테론 자체가 장기를 상하게 한다
고혈압에 의해서도 전신의 장기가 손상되지만 최근 알도스테론 자체가 각 장기를 직접 손상시키는 것으로 밝혀졌다.

고혈압의 5~10%가 원발성 알도스테론증일 가능성

고혈압이 발생하는 원인은 아직 명확하게 밝혀진 바가 없다. 대부분 노화나 유전적 소인, 운동부족, 식생활 습관 등이 본태성 고혈압의 원인이라고 할 수 있으나 일부는 알도스테론증이 원인일 수 있으므로 스크리닝 검사를 해보는 것이 좋다.

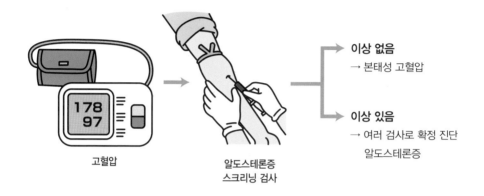

고혈압

알도스테론증
스크리닝 검사

이상 없음
→ 본태성 고혈압

이상 있음
→ 여러 검사로 확정 진단
   알도스테론증

원발성 알도스테론증의 증상

고혈압 외에도 저칼륨혈증으로 인한 탈진이나 심전도 이상, 대사성 알칼로 시스로 발생하는 저칼슘혈증으로 인한 테타니 증상이 나타난다. 하지만 고혈압 이외에는 증상이 나타나지 않는 경우도 많다.

적당한 운동을 해도 개선되지 않는 고혈압도 있다

원발성 알도스테론증의 주요 증상은 고혈압이다. 고혈압이라고 하면 운동부족, 비만, 염분의 과다 섭취 등 중장년의 생활 습관병을 떠올리기 쉽다. 하지만 원발성 알도스테론증은 생활 습관과 관계가 없다. 따라서 적당한 운동을 한다고 해서 개선되는 것은 아니다. 혈압이 높은 것만으로는 자각증상이 거의 없고 원인 추측도 할 수 없다. 그러므로 운동지도를 하는 대상자에게 고혈압 경향이 있다면 의사의 진단을 받아 원인을 정밀 조사하고 운동 가능 여부를 확인하는 것이 바람직하다고 할 수 있다.

부신피질의 질환 ③ 갈색세포종 및 부신경절종

- 부신수질과 방신경절에서 생기는 카테콜아민 생성 종양이다.
- 카테콜아민이 지나치게 많이 분비되어 고혈압이나 고혈당 등이 생긴다.
- 고혈압, 고혈당, 대사 항진, 발한, 두통이 주요 증후다.

조직이 같은 부신수질과 방신경절에 생기는 종양

갈색세포종 및 부신경절종은 부신수질 또는 그와 같은 계통의 방신경절 조직에 카테콜아민을 생성하는 종양이 생기는 질병이다. 방신경절이란 카테콜아민을 생성하는 세포 집단으로, 머리부터 몸통에 걸쳐 척추의 좌우를 지나는 교감신경간에 있는 교감신경절이라는 조직 주위에 있다. 실제로 부신수질은 가장 큰 방신경절이다. 그리고 부신수질에 생기는 종양을 갈색세포종이라 하고, 다른 방신경절에 생기는 것을 부신경절종이라고 한다. 방신경절과 부신경절종을 합쳐 갈색세포종·부신경절종(PPGL)이라는 병명을 쓰기도 한다. 갈색세포종 및 부신경절종은 대부분 한쪽에만 단발로 생기는 양성 종양이다. 하지만 갈색세포종 및 부신경절종의 10% 정도는 악성 종양이다.

고혈압, 고혈당 등 5가지 주요 징후

갈색세포종 및 부신경절종은 카테콜아민의 아드레날린이 지나치게 많이 분비되어 고혈압, 고혈당, 대사 항진, 발한, 두통과 같은 5가지 증상이 나타난다. 그 밖에 두근거림, 구역질·구토, 복통, 변비, 손 떨림 같은 신체적 증상이나 불안감 같은 증상이 나타난다. 하지만 거의 증상이 없어 CT나 MRI를 통해 우연히 발견하기도 한다.

갈색세포종 및 부신경절종이 있는 경우 검사를 통해 종양의 위치나 악성도 등을 확인해야 한다. 치료의 기본은 수술을 통한 종양의 절제이다. 수술할 수 없는 경우나 수술 전후 등에는 카테콜아민의 작용을 차단하여 고혈압 증상을 억제하는 약을 투여한다.

갈색세포종 및 부신경절종

부신수질과 교감신경간에 있는 방신경절은 같은 조직이며, 이곳에 생기는 카테콜아민 생성 종양을 갈색세포종 및 부신경절종(Pheochromocytomas and paragangliomas)이라고 한다. 줄여서 PPGL이라고 표기하기도 한다.

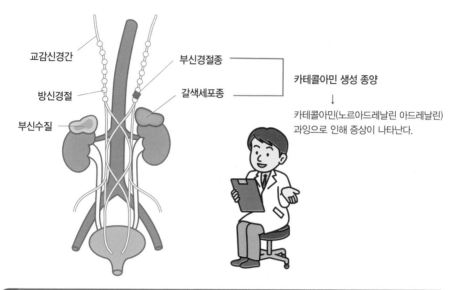

교감신경간
부신경절종
방신경절
갈색세포종
부신수질

카테콜아민 생성 종양
↓
카테콜아민(노르아드레날린 아드레날린)
과잉으로 인해 증상이 나타난다.

갈색세포종 및 부신경절종의 증상

갈색세포종 및 부신경절종의 주요 증후로는 고혈압, 고혈당, 대사 항진, 발한, 두통 등이 있다. 그 밖에 두근거림이나 구역질 등의 증상이 나타나기도 하지만 거의 증상이 없는 경우도 있다.

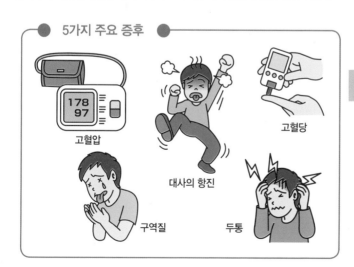

5가지 주요 증후

178
97
고혈압

대사의 항진

고혈당

구역질

두통

기타 증상

• 두근거림
• 발한
• 복통
• 변비
• 손 떨림
• 불안감 등

색인

그림으로 이해하는 인체 이야기

당뇨병·대사·내분비의 구조

2023. 6. 14. 초 판 1쇄 인쇄
2023. 6. 21. 초 판 1쇄 발행

감 수 | 오다와라 마사토
감 역 | 김병준
옮긴이 | 김선숙
펴낸이 | 이종춘
펴낸곳 | BM ㈜도서출판 **성안당**
주소 | 04032 서울시 마포구 양화로 127 첨단빌딩 3층(출판기획 R&D 센터)
　　　 | 10881 경기도 파주시 문발로 112 파주 출판 문화도시(제작 및 물류)
전화 | 02) 3142-0036
　　　 | 031) 950-6300
팩스 | 031) 955-0510
등록 | 1973. 2. 1. 제406-2005-000046호
출판사 홈페이지 | **www.cyber.co.kr**
ISBN | 978-89-315-5911-8 (04510)
　　　　 978-89-315-8977-1 (세트)
정가 | **16,500원**

이 책을 만든 사람들
책임 | 최옥현
진행 | 김해영
교정 · 교열 | 윤미현
본문 디자인 | 상:想 company
표지 디자인 | 박원석
홍보 | 김계향, 유미나, 정단비, 김주승
국제부 | 이선민, 조혜란
마케팅 | 구본철, 차정욱, 오영일, 나진호, 강호묵
마케팅 지원 | 장상범
제작 | 김유석

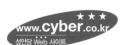

UNDO KARADA ZUKAI: TONYOBYO·TAISHA·NAIBUNPITSU NO SHIKUMI supervised by Masato Odawara
Copyright ⓒ 2021 Masato Odawara, Mynavi Publishing Corporation
All rights reserved.

Original Japanese edition published by Mynavi Publishing Corporation
This Korean edition is published by arrangement with Mynavi Publishing Corporation, Tokyo
in care of Tuttle-Mori Agency, Inc., Tokyo, through Imprima Korea Agency, Seoul.

Korean translation copyright ⓒ 2023 by Sung An Dang, Inc.

편집: 유한회사 view 기획(사토 유미)
커버디자인: 이세 타로(ISEC DESIGN INC.)
본문디자인: 다카하시 디자인 사무소
집필협력: 스즈키 야스코
일러스트: 나카무라 시게루